essentials

AF146237

Essentials liefern aktuelles Wissen in konzentrierter Form. Die Essenz dessen, worauf es als „State-of-the-Art" in der gegenwärtigen Fachdiskussion oder in der Praxis ankommt. *Essentials* informieren schnell, unkompliziert und verständlich

- als Einführung in ein aktuelles Thema aus Ihrem Fachgebiet
- als Einstieg in ein für Sie noch unbekanntes Themenfeld
- als Einblick, um zum Thema mitreden zu können

Die Bücher in elektronischer und gedruckter Form bringen das Fachwissen von Springerautor*innen kompakt zur Darstellung. Sie sind besonders für die Nutzung als eBook auf Tablet-PCs, eBook-Readern und Smartphones geeignet. *Essentials* sind Wissensbausteine aus den Wirtschafts-, Sozial- und Geisteswissenschaften, aus Technik und Naturwissenschaften sowie aus Medizin, Psychologie und Gesundheitsberufen. Von renommierten Autor*innen aller Springer-Verlagsmarken.

Andrea Lübken · Matthias Wiemer

KI-Ethik und Verantwortung

Inklusion und KI

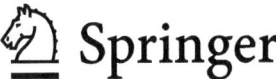 Springer

Andrea Lübken
Waldalgesheim, Deutschland

Matthias Wiemer
Waldalgesheim, Deutschland

ISSN 2197-6708   ISSN 2197-6716   (electronic)
essentials
ISBN 978-3-662-72363-0   ISBN 978-3-662-72364-7   (eBook)
https://doi.org/10.1007/978-3-662-72364-7

Die Deutsche Nationalbibliothek verzeichnet diese Publikation in der Deutschen Nationalbibliografie; detaillierte bibliografische Daten sind im Internet über https://portal.dnb.de abrufbar.

© Der/die Herausgeber bzw. der/die Autor(en), exklusiv lizenziert an Springer-Verlag GmbH, DE, ein Teil von Springer Nature 2025

Das Werk einschließlich aller seiner Teile ist urheberrechtlich geschützt. Jede Verwertung, die nicht ausdrücklich vom Urheberrechtsgesetz zugelassen ist, bedarf der vorherigen Zustimmung des Verlags. Das gilt insbesondere für Vervielfältigungen, Bearbeitungen, Übersetzungen, Mikroverfilmungen und die Einspeicherung und Verarbeitung in elektronischen Systemen.
Die Wiedergabe von allgemein beschreibenden Bezeichnungen, Marken, Unternehmensnamen etc. in diesem Werk bedeutet nicht, dass diese frei durch jede Person benutzt werden dürfen. Die Berechtigung zur Benutzung unterliegt, auch ohne gesonderten Hinweis hierzu, den Regeln des Markenrechts. Die Rechte des/der jeweiligen Zeicheninhaber*in sind zu beachten.
Der Verlag, die Autor*innen und die Herausgeber*innen gehen davon aus, dass die Angaben und Informationen in diesem Werk zum Zeitpunkt der Veröffentlichung vollständig und korrekt sind. Weder der Verlag noch die Autor*innen oder die Herausgeber*innen übernehmen, ausdrücklich oder implizit, Gewähr für den Inhalt des Werkes, etwaige Fehler oder Äußerungen. Der Verlag bleibt im Hinblick auf geografische Zuordnungen und Gebietsbezeichnungen in veröffentlichten Karten und Institutionsadressen neutral.

Springer ist ein Imprint der eingetragenen Gesellschaft Springer-Verlag GmbH, DE und ist ein Teil von Springer Nature.
Die Anschrift der Gesellschaft ist: Heidelberger Platz 3, 14197 Berlin, Germany

Wenn Sie dieses Produkt entsorgen, geben Sie das Papier bitte zum Recycling.

Was Sie in diesem *essential* finden können

- Eine fundierte Auseinandersetzung mit der Frage, warum Technikgestaltung immer auch eine ethische Entscheidung über Teilhabe, Ausschluss und Gerechtigkeit ist.
- Eine Einordnung zentraler Spannungsfelder wie Verantwortung, Transparenz, Partizipation und Macht aus Sicht inklusiver Ethik.
- Eine kritische Analyse systemischer Risiken digitaler Systeme, die zu Diskriminierung, Unsichtbarkeit oder technischer Normierung führen können.
- Ein erster Zugang zu Konzepten und Strategien für eine verantwortungsbewusste und inklusionsorientierte Technikgestaltung, die mehr umfasst als technische Werkzeuge.
- Eine Einladung, Ethik nicht als Kontrollinstanz, sondern als Haltung zu verstehen, die die Essentials-Reihe inhaltlich und normativ verbindet.
-

Competing Interests Die Autor*innen haben keine für den Inhalt dieses Manuskripts relevanten Interessenkonflikte.

Technische Systeme gestalten zunehmend soziale Teilhabe und damit auch die Bedingungen für Inklusion und Ausschluss. Dieses Essential zeigt, warum digitale Technologien nie neutral sind, sondern gesellschaftliche Normen, Machtverhältnisse und Perspektiven reproduzieren. Es legt dar, weshalb ethische Fragen nicht nur regulativ, sondern gestalterisch wirksam werden müssen, um inklusive Innovationen zu ermöglichen. Anhand zentraler Spannungsfelder wie Verantwortung, Transparenz, Partizipation und Gerechtigkeit werden die Grundzüge einer inklusiven Technikethik herausgearbeitet. Ziel ist es, Orientierung zu bieten für eine verantwortungsvolle, menschenrechtsbasierte Entwicklung digitaler Systeme. Das Essential lädt dazu ein, Ethik nicht als Zusatzaufgabe, sondern als Haltung zu verstehen, die intelligente Inklusion überhaupt erst möglich macht.

Inhaltsverzeichnis

Über die Autoren

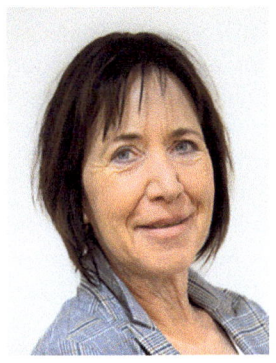

Andrea Lübken hat über 25 Jahre Erfahrung im Gesundheits- und Sozialwesen und ist eine anerkannte Expertin in der Fort- und Weiterbildung von Fachkräften. Sie plant und organisiert Schulungen in den Bereichen Gesundheit und Soziales, die sowohl Teilnehmende mit als auch ohne Seh- oder Hörbeeinträchtigung adressieren. Dabei verbindet sie wirtschaftliches Denken mit praxisnaher Wissensvermittlung.

Als Senior-Lehrtherapeutin leitet Andrea Lübken ein Kurszentrum für die Bobath-Therapie im Bereich der Kindertherapie. Ihre umfangreiche Erfahrung in Neurologie und Pädiatrie fließt in ihre Arbeit ein, insbesondere in der Anwendung und Weiterentwicklung des Bobath-Konzepts. Zusätzlich hat sie eine moderne Kinderpraxis aufgebaut, in der innovative Therapiekonzepte umgesetzt werden.

Ihre akademische Laufbahn umfasst ein Bachelorstudium in Pädagogik und einen Masterabschluss im Gesundheitsmanagement. Seit über 14 Jahren ist sie als Dozentin tätig und vermittelt nicht nur fachliches Know-how, sondern auch ihre Begeisterung für die Arbeit mit Menschen.

Angesichts neuer Technologien wie der KI und der Unterstützten Kommunikation (UK) sieht Andrea Lübken große Chancen für Menschen mit Behinderung. Sie ist überzeugt, dass moderne

Hilfsmittelversorgung und innovative Diagnostik das Bildungs- und Gesundheitswesen nachhaltig verändern können.

Mit ihrer einzigartigen Kombination aus Erfahrung, fundiertem Fachwissen und Offenheit für technologische Entwicklungen hebt Andrea Lübken die Qualität von Therapie und Weiterbildung auf ein neues Niveau.

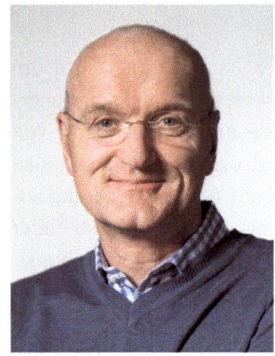

Dr. Matthias Wiemer hat einen beeindruckenden Weg vom Ingenieur zum Vorstand einer Aktiengesellschaft durchlaufen. In über 30 Jahren Führungsarbeit in mittelständischen Industrieunternehmen und Konzernen konnte er umfassende Erfahrungen in verschiedenen Unternehmensstrukturen sammeln. Dabei hat er zahlreiche Erfolge gefeiert und wertvolle Lektionen aus eigenen Fehlern gelernt.

Im Mittelpunkt seiner Tätigkeit standen stets die Menschen und der gesunde Menschenverstand, was ihn dazu bewegte, sich intensiv mit den Methoden der hypno-systemischen Beratung und des Coachings auseinanderzusetzen. Heute unterstützt Dr. Wiemer Unternehmen bei strategischen Fragen und begleitet Menschen auf ihrem persönlichen und beruflichen Weg.

Mit dem Aufkommen von KI und neuen Technologien wie dem Internet der Dinge (IoT) steht unsere Arbeitswelt vor tiefgreifenden Veränderungen. Dr. Wiemer hilft Unternehmen, diese Transformation technologisch und kulturell zu gestalten, indem er auf lösungsorientiertes Handeln und echten Dialog setzt. Neue Arbeitskulturen, Kommunikationsformen und Führungsstile sind entscheidend, um die Potenziale dieser Technologien erfolgreich zu nutzen und gleichzeitig die Menschen mitzunehmen.

Einführung in ethische Perspektiven auf KI und Inklusion

Technologie ist niemals bloß Technik. Sie trägt immer die Handschrift von Vorstellungen, Prioritäten und Machtstrukturen, die in ihrer Entwicklung verankert sind. Künstliche Intelligenz, als besonders wirkmächtige Ausprägung digitaler Technologien, bewegt sich nicht auf einem neutralen Pfad. Ihre Anwendung beeinflusst Lebenswelten, verändert Bildungsprozesse, bestimmt berufliche Teilhabe und prägt gesellschaftliche Kommunikation. Damit legt sie zugleich Chancen wie auch Hindernisse für Inklusion fest. Wer sich mit intelligenter Inklusion befasst, stößt unweigerlich auf ethische Fragen. Sie erscheinen nicht in Form theoretischer Abhandlungen, sondern als praktische Notwendigkeit. Wer erhält Zugang, wessen Stimme wird gehört, wer entscheidet, was als normal, effizient oder relevant gilt.

Solche Fragen lassen sich nicht aus den technischen Systemen selbst heraus beantworten. Sie verlangen eine Auseinandersetzung mit den Bedingungen, unter denen KI-Systeme entwickelt, genutzt und legitimiert werden. Es geht daher nicht allein um Leistung, Geschwindigkeit oder Funktionalität, sondern um die gesellschaftliche Einbettung. Technik ist nicht nur Werkzeug, sondern auch Spiegel von Perspektiven, Interessen und Wertentscheidungen. Gerade im Kontext von Inklusion zeigt sich, wie weit diese Zusammenhänge reichen. Was als inklusiv bezeichnet wird, ist keine technische Detailfrage, sondern Ausdruck grundlegender ethischer Setzungen.

Dennoch blenden viele aktuelle Debatten diese Dimension aus. Im Vordergrund stehen Effizienzsteigerungen, Kennzahlen und Automatisierungspotenziale, während Fragen nach Gerechtigkeit, Teilhabe und menschengerechter Gestaltung häufig in den Hintergrund treten. Betroffen sind nicht nur die technische Forschung, sondern ebenso politische Steuerung, wirtschaftliche Logiken und öffentliche Diskurse. Die Folgen sind erheblich. Ausschlüsse, ungleiche Chancen oder

© Der/die Autor(en), exklusiv lizenziert an Springer-Verlag GmbH, DE, ein Teil von Springer Nature 2025
A. Lübken und M. Wiemer, *KI-Ethik und Verantwortung*, essentials, https://doi.org/10.1007/978-3-662-72364-7_1

unbeabsichtigte Nebenwirkungen treten meist erst zutage, wenn die Systeme bereits im Einsatz sind. Besonders betroffen sind jene, deren Teilhabe ohnehin eingeschränkt ist.

Ein inklusiver Zugang zu KI setzt deshalb mehr voraus als barrierearme Anwendungen oder spezialisierte Assistenzsysteme. Er verlangt eine Haltung, die normative Festlegungen erkennt, kritisch hinterfragt und bewusst gestaltet. Die Frage, wie KI gerecht und inklusiv entwickelt werden kann, ist untrennbar mit ethischen Grundhaltungen verbunden. Technik entsteht nicht im luftleeren Raum. Sie ist eingebettet in gesellschaftliche Kontexte, geformt von institutionellen Rahmenbedingungen, kulturellen Leitbildern und politischen Interessen. Technikgestaltung bedeutet daher, Perspektiven einzubeziehen, die sonst leicht übersehen werden. Dazu gehören insbesondere die Erfahrungen von Menschen mit Behinderungen, aber auch die Sichtweisen anderer Gruppen, die strukturell benachteiligt sind oder nur eingeschränkte Teilhabechancen haben. Fehlen diese Stimmen, entstehen Systeme, die ausschließen, normieren oder diskriminieren, nicht aus Absicht, sondern durch unzureichende Berücksichtigung realer Vielfalt. Ethik wird so nicht zum Hindernis, sondern zur Grundlage verantwortungsvoller Innovation.

Ethische Orientierung ergibt sich nicht allein aus Regelwerken oder Kodizes. Sie entsteht im Dialog, im Streit der Argumente, in der Anerkennung gesellschaftlicher Vielfalt. Ethische Fragen lassen sich nicht endgültig klären, doch sie müssen gestellt werden. Nur dann wird Technikgestaltung bewusst, verantwortlich und teilhabeorientiert. Es braucht Reflexionsformen, die nicht nur Systeme bewerten, sondern auch die Bedingungen ihrer Entstehung sichtbar machen. In diesem Zusammenhang sind Menschenrechte ein unverzichtbarer Bezugspunkt. Die UN-Behindertenrechtskonvention verpflichtet dazu, gleichberechtigte Teilhabe in allen gesellschaftlichen Bereichen zu sichern, auch im digitalen Raum. Der europäische AI Act ergänzt diesen Anspruch, indem er Transparenz, Risikobewertung und Diskriminierungsfreiheit verbindlich einfordert. Beide Rahmenwerke verdeutlichen, dass ethische Fragen keine abstrakten Ergänzungen sind, sondern konkrete Maßstäbe für politische und organisatorische Verantwortung.

Noch grundlegender ist der Bezug zur Menschenwürde. Sie gilt als unantastbarer Kernwert und bildet die Basis aller Rechte, die Menschen in einer Gesellschaft schützen. Im Kontext digitaler Technologien bedeutet dies, dass Systeme so entwickelt werden müssen, dass sie die Würde jedes Einzelnen achten. Es reicht nicht aus, Barrieren technisch zu beseitigen. Gefordert ist eine Gestaltung, die den Respekt vor dem Individuum sichtbar macht und Selbstbestimmung wahrt. Menschenwürde fungiert damit als Maßstab, an dem sich jede Form von Technologieentwicklung messen lassen muss.

Der Begriff „Intelligente Inklusion" bringt diesen Anspruch auf den Punkt. Er macht deutlich, dass technisches Verstehen immer mit gesellschaftlicher Verantwortung verbunden ist. Gemeint ist nicht nur das Nachvollziehen von Funktionsweisen, sondern ein Verständnis, das Barrieren sichtbar macht, Teilhabe sichert und soziale Unterschiede berücksichtigt. Intelligente Inklusion beschreibt die Verbindung von technischem Wissen und ethischer Verantwortung. Sie verdeutlicht, dass gerechte Teilhabe nicht durch nachträgliche Anpassung entsteht, sondern durch bewusste Gestaltung von Systemen, die Vielfalt von Anfang an mitdenken. Wer Technik kritisch reflektiert und ihre sozialen Wirkungen ernst nimmt, legt die Basis für Verantwortung und eröffnet Räume, in denen digitale Gesellschaft inklusiv gestaltet werden kann.

Dieses Essential rückt diese ethische Dimension in den Mittelpunkt. Es richtet sich an alle, die KI nicht nur als technische Herausforderung, sondern als gesellschaftliche Gestaltungsaufgabe begreifen. Im Zentrum steht die Frage, unter welchen Bedingungen KI Inklusion fördern kann und wann sie bestehende Ungleichheiten verfestigt. Ziel ist es nicht, starre Leitlinien vorzuschreiben. Vielmehr geht es darum, die Voraussetzungen für verantwortungsvolle Technikgestaltung sichtbar zu machen und zu zeigen, wo Handlungsspielräume entstehen.

Eines ist dabei unübersehbar. Technische Kompetenz allein genügt nicht. Ohne ethische Reflexion bleibt Gestaltung blind für ihre Folgen. Inklusion und Ethik sind daher keine Randthemen, sondern Fundament digitaler Technologien. Wer Barrieren abbauen und diskriminierungsfreie Systeme schaffen will, muss die normative Dimension von Technikgestaltung ernst nehmen. Ethik bildet die Grundarchitektur, wenn intelligente Inklusion gelingen soll.

Das vorliegende Essential ist Teil der Reihe „Inklusion und KI" und gehört in das Cluster Grundlagen. Es ergänzt das einführende erste Essential und schafft zusammen mit den anschließenden Themen zu Diskriminierung, Design und Alltagstechnologien einen kohärenten Rahmen. Seine Aufgabe ist es, Orientierung zu geben, ohne sich auf konkrete Lösungsmodelle oder institutionelle Kontexte festzulegen. Lesende erhalten keine starren Vorgaben, sondern Impulse, keine fertigen Antworten, sondern vielfältige Perspektiven. Ziel ist ein reflektiertes Verständnis für die ethischen Voraussetzungen inklusiver Technikgestaltung.

Damit leistet dieses Essential einen doppelten Beitrag. Es sensibilisiert für die Bedeutung ethischer Verantwortung im Kontext von KI und verdeutlicht zugleich, dass Inklusion mehr bedeutet als Barrierefreiheit oder technische Funktionalität. Inklusion ist ein normativer Anspruch, der Klarheit, Haltung und kritische Reflexion verlangt. Dazu lädt dieses Essential ein.

Ethische Ausgangspunkte intelligenter Inklusion

2

2.1 Was Ethik mit Digitalisierung zu tun hat

Technische Systeme erscheinen oft als objektiv, funktional und neutral. Bei genauerem Hinsehen zeigt sich jedoch, dass sie niemals voraussetzungslos sind. Sie entstehen eingebettet in gesellschaftliche Kontexte, geprägt von Denkweisen, Institutionen und Machtverhältnissen, und transportieren stets Annahmen über Normalität. Besonders deutlich wird dies bei Künstlicher Intelligenz. Ihre Entwicklung hängt davon ab, welche Daten ausgewählt werden, welche Ziele gelten, welche Optimierungskriterien gesetzt und wer in die Gestaltung einbezogen wird. Jede dieser Entscheidungen ist nicht nur technischer, sondern zugleich normativer Natur.

Ethik setzt genau hier an. Sie fragt danach, welche Vorstellungen in Technologien eingeschrieben sind, welche Werte implizit weitergegeben werden und welche sozialen Folgen sich daraus ergeben. Sie ist damit kein äußerer Bewertungsrahmen, sondern integraler Bestandteil von Entwicklung und Nutzung. Je komplexer und autonomer Systeme werden, desto größer ist ihre Gestaltungsmacht und desto dringlicher wird die Frage nach ihrer ethischen Verortung.

Gestaltung digitaler Lösungen reicht immer über reine Funktionalität hinaus. Sie berührt Fragen nach Gerechtigkeit, Verantwortung und gesellschaftlicher Teilhabe. Sie erzeugt Maßstäbe dafür, was als effizient, normal oder relevant gilt. Jede KI-Anwendung wird damit zu einem Ort gesellschaftlicher Aushandlung, auch wenn dies nicht ausdrücklich benannt wird. Ethik macht solche stillschweigenden Festlegungen sichtbar und richtet den Blick auf ihre Folgen für soziale Strukturen.

Die fehlende Neutralität von Technik zeigt sich vor allem an den Ausschlüssen, die sie erzeugen kann. Wenn automatisierte Verfahren bestimmte

© Der/die Autor(en), exklusiv lizenziert an Springer-Verlag GmbH, DE, ein Teil von Springer Nature 2025
A. Lübken und M. Wiemer, *KI-Ethik und Verantwortung*, essentials, https://doi.org/10.1007/978-3-662-72364-7_2

Gruppen benachteiligen, handelt es sich nicht um technische Fehler, sondern um Resultate unreflektierter Rahmenbedingungen. Wenn Nutzungsperspektiven in der Entwicklung nicht berücksichtigt werden, entstehen Anwendungen, die zwar effizient erscheinen, aber nicht gerecht sind. Und wenn Teilhabe behindert wird, weil Oberflächen oder Entscheidungslogiken unausgewogen gestaltet sind, wird deutlich, dass es sich um ein ethisches Defizit handelt.

Eine inklusive Technikethik muss deshalb früh ansetzen. Sie fragt nicht erst nach der Verträglichkeit einer Technologie, sondern nach den Bedingungen ihrer Entstehung. Verantwortung beginnt bereits bei der Problemdefinition, der Auswahl von Daten und beim Modelltraining. Sie ist nicht allein eine Eigenschaft einzelner Teams, sondern ein strukturelles Prinzip. Technik muss als gesellschaftlicher Prozess verstanden werden, in dem unterschiedliche Perspektiven zusammengeführt werden.

Ein inklusives Menschenbild bildet dabei den Kern. Es erkennt Vielfalt als Ausgangspunkt jeder Gestaltung an und nicht als nachträgliche Zusatzbedingung. Es orientiert sich an der Würde des Menschen, nicht an Effizienzkriterien oder Nutzungsprofilen. Es fragt, wie Technik Lebensrealitäten unterstützen kann, statt sie zu vereinheitlichen oder auszugrenzen. Auch digitale Prozesse sind in historische, kulturelle und soziale Wirklichkeiten eingebettet, die nicht neutralisiert werden können. Menschenwürde fungiert hier als Maßstab, dem Entwicklung und Anwendung gleichermaßen verpflichtet sind.

Technik ist darüber hinaus nicht nur ein Instrument, sondern auch eine Darstellung von Welt. Wer entscheidet, welche Daten in Trainingsprozesse einfließen, legt fest, welche Muster ein System erkennt und welche Realitäten es ausblendet. Auch die Gestaltung von Benutzeroberflächen, Menüstrukturen oder Interaktionsformen transportiert Annahmen über Normalität, die nicht für alle Menschen passend sind. Ohne eine ethische Auseinandersetzung mit diesen Gestaltungsentscheidungen bleibt echte Inklusion unerreichbar.

Verantwortung zeigt sich nicht allein in der Funktionsfähigkeit eines Systems, sondern darin, ob es seinen sozialen Kontext mitbedenkt. Sie liegt nicht nur bei den Entwicklungsteams, sondern ebenso bei den Institutionen, die Technik beauftragen, einsetzen oder regulieren. Verantwortung verteilt sich über viele Schultern und darf nicht delegiert werden. Damit Reflexion, Beteiligung und Transparenz systematisch möglich werden, müssen geeignete Strukturen geschaffen werden. An diesem Punkt greifen rechtliche Rahmenwerke wie die UN-Behindertenrechtskonvention oder der europäische AI Act. Sie machen deutlich, dass Teilhabe, Transparenz und Nichtdiskriminierung verbindliche Grundlagen verantwortungsvoller Technikgestaltung sind.

Ethische Anforderungen wie Fairness, Transparenz und Nachvollziehbarkeit dienen in diesem Zusammenhang als Leitplanken. Fairness bedeutet, dass Systeme keine strukturellen Ausgrenzungen reproduzieren. Transparenz verlangt, dass Grundannahmen offengelegt werden, nicht nur technische Abläufe. Nachvollziehbarkeit stellt sicher, dass Entscheidungen für Betroffene verständlich bleiben. Diese Prinzipien bestimmen darüber, ob Menschen Technik als ermächtigend oder als entmündigend erleben.

Ethik in der Digitalisierung bremst Innovation nicht aus. Sie verleiht ihr Qualität, indem sie dafür sorgt, dass Systeme möglichst vielen Menschen dienen, niemanden ausschließen und neue Formen von Teilhabe eröffnen. Ethik ist eine wesentliche Voraussetzung intelligenter Inklusion.

2.2 Warum KI nie ohne Werte funktioniert

Künstliche Intelligenz wird häufig als System beschrieben, das datenbasiert lernt, Muster erkennt und automatisiert Entscheidungen trifft. Diese Darstellung vermittelt den Eindruck von Objektivität und Logik. Bei genauerem Hinsehen zeigt sich jedoch, dass auch hier normative Setzungen wirksam sind. Es handelt sich um Annahmen darüber, was als relevant, richtig oder effizient gilt. KI ist damit kein mechanischer Ablauf, sondern ein gesellschaftlich eingebetteter Mechanismus, in dem sich Werte, Weltbilder und Prioritäten materialisieren.

Sie darf daher nicht als wertfreie Technologie betrachtet werden, deren Wirkung allein vom Einsatzkontext abhängt. „In jedem Schritt ihrer Entwicklung", von der Problemdefinition über die Auswahl von Daten bis hin zu Modellparametern und Optimierungskriterien, sind normative Entscheidungen enthalten. Diese werden häufig nicht als solche erkannt, weil sie im Rahmen technischer Logiken getroffen werden. Dennoch bestimmen sie maßgeblich, ob Inklusion ermöglicht oder verhindert wird.

Werte prägen KI auf vielen Ebenen. Sie strukturieren, welche Probleme als bedeutsam erkannt werden und wie sie technisch formuliert sind. Sie entscheiden darüber, welche Daten erhoben, genutzt oder aussortiert werden. Sie beeinflussen Benutzeroberflächen, Sprachmodelle, Empfehlungssysteme und Entscheidungsbäume. Schließlich wirken sie auch bei der Bewertung von Systemleistung. Was als Erfolg gilt, hängt immer von einer bestimmten Vorstellung von Zielerreichung ab.

In der Praxis wird diese Wertegebundenheit deutlich sichtbar. Automatisierte Bewerbungsverfahren filtern häufig nach Sprachmustern oder Schlagworten. Wer anders formuliert, wird nicht berücksichtigt, auch wenn die Qualifikation vorhanden ist. Solche Setzungen entscheiden darüber, was als „korrekt" gilt, und betreffen unmittelbar die Frage nach Fairness. Ein weiteres Beispiel ist die Spracherkennung. Systeme arbeiten für bestimmte Dialekte, Sprachen oder beeinträchtigte Stimmen weniger zuverlässig. Ob ein System als genau bewertet wird, hängt also nicht allein von technischer Leistung ab, sondern von der Perspektive, aus der Zuverlässigkeit beurteilt wird. Für eine Organisation mag das funktionieren, für Betroffene mit abweichenden Sprachmustern jedoch nicht.

Diese Beispiele verdeutlichen, dass jede technische Entscheidung implizite Regeln enthält. In inklusiven Kontexten heißt das: Wer Technik gestaltet, legt zugleich fest, wie Teilhabe aussieht, wer dazugehört, welche Bedarfe sichtbar werden und welche unsichtbar bleiben. KI kann nur dann inklusiv wirken, wenn diese Normsetzungen transparent, verhandelbar und gestaltbar gemacht werden.

Häufig werden Werte in der Entwicklung nicht ausdrücklich reflektiert, sondern unbewusst übernommen. Sie spiegeln sich in den Daten, in den Modellen und in den Benchmarks, die zur Bewertung genutzt werden. Gerade weil sie implizit wirken, sind sie besonders stabil. Das Risiko besteht darin, dass bestehende Ungleichheiten nicht nur abgebildet, sondern verstärkt werden. Systeme, die aus der Vergangenheit lernen, übernehmen deren Muster und tragen diskriminierende Strukturen weiter.

Auch Interaktionsdesign transportiert Werte. Die Wahl von Fragetypen, Antwortformaten, Bedienlogiken oder Feedbackmechanismen erzeugt bestimmte Nutzungsbilder. Dabei werden manche Sprachen, Körper, Denkweisen oder Erfahrungswelten bevorzugt, während andere ausgeschlossen bleiben. Solche Entscheidungen normieren, wie ein idealer Nutzer gedacht wird, und grenzen andere aus.

Besonders sichtbar wird Wertebindung im Umgang mit Fehlern und Unsicherheiten. In vielen Plattformen gelten Abweichungen von Standards als Problem. Doch was als Abweichung verstanden wird, ist durch Vorgaben bestimmt. Eine inklusive Perspektive erkennt Unterschiede nicht nur als Abweichungen, sondern als Ausdruck menschlicher Vielfalt. Systeme, die Unterschiede sichtbar machen und berücksichtigen, tragen dazu bei, individuelle Bedarfe zu erkennen. Voraussetzung dafür ist, dass Werte wie Offenheit, Sensibilität und Flexibilität Teil des Entwicklungsprozesses sind.

Ethisch betrachtet gilt deshalb: KI kann nicht ohne Werte funktionieren. Auch wenn Entwicklungsteams versuchen, neutral zu bleiben, wirken gesellschaftliche Normen in die Systeme hinein. Dieser Einfluss lässt sich nicht ausschalten, er kann jedoch bewusst gestaltet werden. Es macht einen erheblichen Unterschied, ob Werte unreflektiert übernommen oder aktiv diskutiert und integriert werden. Letzteres erfordert Zeit, Ressourcen und Aufmerksamkeit, ist jedoch die Voraussetzung für gerechte und inklusive Technikgestaltung.

Dabei geht es nicht um die Festlegung eines endgültigen Wertekatalogs. Ethik in diesem Zusammenhang verlangt vielmehr einen strukturierten Reflexionsprozess. Unterschiedliche Kontexte erfordern unterschiedliche Schwerpunkte. Entscheidend ist, dass dieser Prozess offen, partizipativ und kritisch geführt wird. Nur so lassen sich Wertkonflikte sichtbar machen, Prioritäten transparent gestalten und Entscheidungen legitim treffen.

Eine inklusive KI braucht daher nicht nur technische Exzellenz, sondern auch ethische Klarheit. Sie verlangt Systeme, die nicht nur funktionieren, sondern gerecht wirken. Sie braucht Entwicklungsteams und verantwortliche Institutionen, die bereit sind, ihre eigenen Annahmen zu hinterfragen. Und sie braucht Strukturen, die eine solche Auseinandersetzung ermöglichen. Werte sind keine Störgröße in der Technikentwicklung. Sie sind ihr Fundament.

2.3   Menschenbild, Verantwortung und Teilhabe in digitalen Prozessen

Das Menschenbild, das einer technologischen Entwicklung zugrunde liegt, bestimmt wesentlich, wie Technik gestaltet wird, welche Handlungsmöglichkeiten sie eröffnet und welche sie verwehrt. In den Debatten um Künstliche Intelligenz bleibt diese Dimension häufig ausgeblendet. Stattdessen dominieren funktionale und leistungsbezogene Sichtweisen, in denen der Mensch als Datenspender, Nutzer*in oder Kontrollinstanz erscheint. Wer Technik inklusiv entwickeln will, muss tiefer fragen: Welches Bild vom Menschen prägt die Entwicklung? Welche Formen von Interaktion, Autonomie und Teilhabe werden ermöglicht und welche nicht?

Ein inklusives Menschenbild erkennt die Vielfalt menschlicher Lebenslagen, Fähigkeiten, Erfahrungen und Ausdrucksformen als Ausgangspunkt technischer Gestaltung an. Es geht davon aus, dass Menschen nicht gleich sind und gerade deshalb gleichwertig. Unterschiede gelten nicht als Störung, sondern als Ressource. Das Ziel ist nicht Vereinheitlichung, sondern die Ermöglichung. Damit widerspricht ein inklusives Menschenbild Entwicklungsansätzen, die auf Standardisierung, Automatisierung und Optimierung ausgerichtet sind. Gefordert sind Offenheit für Diversität und Sensibilität für soziale Kontexte.

Künstliche Intelligenz kann dieses Verständnis stützen oder unterlaufen. Sie wirkt unterstützend, wenn sie unterschiedliche Bedürfnisse anerkennt, Wahlmöglichkeiten eröffnet und Assistenz bietet, ohne zu bevormunden. Sie wirkt entgegen, wenn sie vereinheitlicht, normiert oder bestimmte Lebensformen als Abweichung behandelt. Ob Vielfalt respektiert wird, entscheidet sich nicht nachträglich, sondern von Beginn an in den Entwicklungsprozessen.

Verantwortung in der Technikgestaltung setzt deshalb früh an. Sie umfasst die Auswahl von Anwendungsfeldern, die Formulierung von Zielen und die Definition von Relevanzkriterien. Verantwortlich ist, wer anerkennt, dass Systeme nicht nur Wirklichkeiten abbilden, sondern neue Wirklichkeiten erzeugen. Sie strukturieren Entscheidungen, prägen soziale Beziehungen und beeinflussen Wahrnehmungen sowie Handlungsmöglichkeiten. Diese Wirkung ist gestaltbar und keine Nebenfolge technischer Logik.

Ein Beispiel aus dem Gesundheitswesen zeigt dies deutlich. Digitale Terminbuchungssysteme in Arztpraxen oder Kliniken sollen die Versorgung erleichtern. Sie setzen jedoch oft voraus, dass Menschen ein Smartphone besitzen, Apps bedienen können und über ausreichende digitale Kompetenzen verfügen. Wer diese Voraussetzungen nicht erfüllt, bleibt ausgeschlossen, obwohl gerade in solchen Fällen verlässliche Versorgung besonders wichtig ist. Die Technik erfüllt ihre funktionale Aufgabe, verfehlt jedoch das Ziel der Teilhabe. Das zugrunde liegende Menschenbild orientiert sich an einem idealisierten, digital kompetenten Nutzer und blendet reale Vielfalt aus. Solche Hemmnisse sind keine technischen Pannen, sondern Ausdruck mangelnder Verantwortung in der Gestaltung.

Verantwortung bedeutet daher auch, unbeabsichtigte Folgen in den Blick zu nehmen. Systeme können Exklusion erzeugen, selbst wenn gegenteilige Ziele formuliert sind. Werden Menschen mit unterschiedlichen körperlichen, kognitiven oder sozialen Voraussetzungen nicht einbezogen, entstehen Lösungen, die für sie unzugänglich bleiben. Das ist kein individuelles Versäumnis, sondern ein systemisches Defizit. Verantwortung verlangt Strukturen, die unterschiedliche Perspektiven aufnehmen und respektieren.

Ein verantwortungsvoller Umgang mit KI erfordert zudem, Machtverhältnisse offenzulegen. Denn Technik spiegelt gesellschaftliche Kräfteverhältnisse wider. Wer entscheidet über Entwicklung? Wer wird beteiligt? Wer profitiert? Wer trägt die Risiken? Diese Fragen gehören in den Mittelpunkt einer inklusiven Technikethik. Verantwortung heißt, solche Fragen nicht auszublenden, sondern in die Gestaltung einzubeziehen.

Teilhabe ist in diesem Zusammenhang nicht nur ein soziales Ziel, sondern auch eine ethische Verpflichtung. Technik, die nicht allen zugänglich ist, verfehlt ihren Anspruch auf Inklusivität. Systeme, die nur bestimmte Perspektiven einbeziehen, reproduzieren Ungleichheiten. Technik, die nicht verstehbar oder kontrollierbar ist, entzieht sich demokratischer Aushandlung. Teilhabe bedeutet deshalb mehr als Nutzung. Sie bedeutet Mitgestaltung, Mitentscheidung und Mitverantwortung. Sie setzt voraus, dass Räume entstehen, in denen Menschen unabhängig von Bildung, Herkunft, Beeinträchtigung oder Expertise ihre Perspektiven einbringen können.

Teilhabe entsteht nicht von allein. Sie braucht Strukturen, die Beteiligung fördern: Offene Entwicklungsformate, barrierefreie Kommunikation, vielfältige Testverfahren und eine Kultur des Zuhörens. Erst wenn diese Bedingungen geschaffen sind, kann aus technischer Innovation soziale Innovation werden.

Zum Kern ethischer Orientierung im digitalen Wandel gehören drei Elemente: Ein inklusives Menschenbild, Verantwortung als Haltung in der Gestaltung und Teilhabe als unverzichtbare Prozessvoraussetzung. Sie machen deutlich, dass Ethik nicht abstrakt bleibt, sondern konkret und gestaltend wirkt. Sie zeigen, dass es bei Künstlicher Intelligenz nicht allein um Rechenleistung oder Datenmengen geht, sondern um die Frage, wie eine Gesellschaft leben will.

Diese Frage ist offen. Sie verlangt Auseinandersetzung, Reflexion und Konfliktfähigkeit. Ethik liefert keinen Fahrplan, sondern einen Kompass. Sie fordert dazu auf, sich nicht mit dem technisch Möglichen zufriedenzugeben, sondern nach dem sozial Wünschenswerten zu fragen. Inklusion ist dabei kein Nebenprodukt, sondern Prüfstein für die Qualität von Technik. Systeme, die Vielfalt missachten, bleiben unvollständig und können nicht als gerecht gelten.

2.4   Warum Gerechtigkeit eine Gestaltungsfrage ist

Gerechtigkeit gilt als grundlegender ethischer Maßstab, auch in der Technikentwicklung. Entscheidend ist, diesen Maßstab als konkrete Herausforderung im Gestaltungsprozess. Wer gerecht handeln will, erreicht dies nicht durch Absichtserklärungen oder nachträgliche Korrekturen. Gerechtigkeit entsteht nur durch bewusste, strukturierte Entscheidungen. Im Kontext intelligenter Inklusion bedeutet dies, Gerechtigkeit von Beginn an mitzudenken, einzuplanen und in technische Entwicklungen einzuschreiben.

Technische Systeme, insbesondere KI-Anwendungen, schaffen Ordnungen. Sie regeln den Zugang zu Informationen, beeinflussen Entscheidungen, priorisieren Inhalte, werten Daten aus und generieren Vorhersagen oder Empfehlungen. Auch wenn sie automatisiert wirken, beruhen ihre Regeln auf menschlichen Festlegungen. Welche Daten herangezogen werden, welche Zielgrößen gelten oder welche Nutzergruppen als Referenz dienen, entscheidet darüber, wie Chancen und Ressourcen verteilt werden.

Gerechtigkeit beginnt daher mit der Frage, wer sichtbar wird und wer unsichtbar bleibt. Wer in Datensätzen vertreten ist, wessen Sprachmuster und Lebensrealitäten in Trainingsprozessen berücksichtigt werden, bestimmt mit, wie fair ein System agiert. Unsichtbarkeit ist keine neutrale Lücke, sondern Ausdruck einer struktureller Schieflage. Sie führt dazu, dass Gruppen übersehen, falsch interpretiert oder benachteiligt werden.

Ein Beispiel aus dem Bereich Wohnen verdeutlicht dies. Digitale Plattformen zur Mietvergabe nutzen zunehmend automatisierte Systeme, die Interessierte nach Bonität, Beschäftigungsstatus oder bisherigen Wohnadressen filtern. Menschen mit unregelmäßigem Einkommen, Studierende, Ältere oder Personen ohne digitale Routine haben dadurch schlechtere Chancen, selbst wenn sie zahlungsfähig sind. Hier zeigt sich, dass Gerechtigkeit nicht von selbst entsteht, sondern durch die Wahl von Kriterien, Daten und Bewertungsmaßstäben gestaltet wird. Effizienz und Risikominimierung treten in den Vordergrund, während reale Vielfalt der Lebensformen aus dem Blick gerät. Faire Zugänge bleiben versperrt, wenn Normalitätsannahmen als Maßstab dienen.

Eine gerechte Technikgestaltung muss Vielfalt als konstitutives Element anerkennen. Gleichbehandlung genügt nicht, wenn Ausgangsbedingungen ungleich sind. Fairness verlangt, Ungleiches ungleich zu behandeln, um vergleichbare Chancen zu schaffen. Das kann bedeuten, Systeme zu entwickeln, die individuelle Ausgangslagen berücksichtigen, oder Verfahren einzusetzen, die Abweichungen nicht ignorieren, sondern als relevant anerkennen.

Gerechtigkeit als Gestaltungsfrage erfordert nicht nur technische Kompetenz, sondern auch soziale Sensibilität. Es braucht die Fähigkeit, Machtverhältnisse zu erkennen, Diskriminierungsmechanismen zu verstehen und strukturelle Benachteiligungen sichtbar zu machen. Technikentwicklung steht stets im Zusammenhang mit institutionellen, kulturellen und ökonomischen Rahmenbedingungen. Wer diese Kontexte ausblendet, riskiert, Ungleichheiten unbeabsichtigt zu reproduzieren.

Ein zentrales Element gerechter Gestaltung ist die Zugänglichkeit. Datenverarbeitung muss nutzbar, verständlich und kontrollierbar sein. Dazu gehört nicht nur Barrierefreiheit im engeren Sinn, sondern auch sprachliche Verständlichkeit, transparente Entscheidungslogik und die Möglichkeit, sich gegen eine technische Entscheidung zu wehren. Systeme, die Menschen entmündigen, sind selbst dann nicht gerecht, wenn sie effizient funktionieren. Gerechtigkeit setzt Handlungsspielräume voraus, die Autonomie respektieren und ernst nehmen.

In der Praxis treten dabei Zielkonflikte auf. Was einer Nutzergruppe Vorteile bringt, kann eine andere benachteiligen. Was Kosten reduziert, kann Exklusion verstärken. Solche Konflikte lassen sich nicht allein technisch lösen. Sie verlangen gesellschaftliche Aushandlung, politische Verantwortung und ethische Reflexion. Technikgestaltung ist damit nicht nur eine ingenieurtechnische, sondern auch eine soziale und normative Aufgabe.

Gerechtigkeit entsteht zudem nicht durch Regelbefolgung allein. Sie verlangt Urteilsfähigkeit, Kontextbewusstsein und Bereitschaft zur Selbstkorrektur. Systeme müssen nicht nur Regeln einhalten, sondern auch auf Rückmeldungen reagieren. Gerechtigkeit ist kein statischer Zustand, sondern ein fortlaufender Prozess. Sie erfordert Lernfähigkeit, Offenheit und die Bereitschaft zum Perspektivwechsel.

Eine gerechte digitale Infrastruktur erkennt seine Grenzen an. Sie verspricht nicht, alle Probleme lösen zu können, sondern trägt dazu bei, dass Probleme erkannt, benannt und bearbeitet werden. Sie stärkt nicht nur die Effizienz von Entscheidungen, sondern auch die Fairness ihrer Voraussetzungen. Sie schafft keine vollständige Gleichheit, bemüht sich jedoch um Chancengerechtigkeit im Zugang, in der Gestaltung und in der Wirkung.

Technik wird nicht gerecht, weil sie fehlerfrei programmiert ist. Sie wird gerecht, wenn sie unter gerechten Bedingungen entwickelt wird. Dazu gehören Beteiligung, Reflexion, Diversität und Transparenz. Gerechtigkeit ist keine Eigenschaft von Algorithmen, sondern das Ergebnis kollektiver Gestaltung. Wer dies anerkennt, versteht: Gerechtigkeit ist nicht das Ziel am Ende des Prozesses. Sie begleitet jede Entscheidung, jede Annahme und jede Zeile Code. Und sie bleibt untrennbar mit der Menschenwürde verbunden, die als Maßstab jeder technischen Entwicklung schützt, dass Teilhabe nicht verloren geht, sondern erweitert wird.

Risiken, Machtverhältnisse, systemische Ausschlüsse

3

3.1 Von verzerrten Daten und blinden Flecken

Digitale Systeme beruhen auf Daten. Sie lernen aus ihnen, treffen Entscheidungen auf dieser Grundlage und erzeugen neue Daten. Diese Daten gelten häufig als objektive Basis, als nüchternes Abbild der Wirklichkeit. Doch sie sind niemals neutral. Sie entstehen innerhalb gesellschaftlicher Strukturen und spiegeln Wahrnehmungsmuster sowie bestehende Ausschlüsse wider. Wer Daten nutzt, ohne ihre Herkunft, Zusammensetzung und Leerstellen zu reflektieren, riskiert, Ungleichheiten nicht nur zu reproduzieren, sondern auch zu verstärken.

Das ethische Problem zeigt sich darin, wie Daten Wirklichkeit repräsentieren. Jede Erhebung, Kategorisierung und Verarbeitung schaffen eine bestimmte Sicht auf die Welt. Dabei gehen Komplexität und Vielfalt verloren. Abweichungen werden geglättet, normalisiert oder ausgesondert. Solche Reduktionen erleichtern zwar die Arbeit mit großen Datenmengen, sind jedoch nie folgenlos. Denn was als typisch oder relevant gilt, wird durch Aggregation und Standardisierung mitbestimmt. Gruppen, die in den Datensätzen unterrepräsentiert sind oder deren Merkmale nicht ins Raster passen, bleiben unsichtbar. Ihre Lebensrealitäten kommen im System nicht vor.

In der Praxis führt das dazu, dass Systeme bestimmte Gruppen schlechter erkennen, falsch einordnen oder übersehen. Menschen mit Behinderungen, deren Alltagserfahrungen oder Kommunikationsweisen in Datenmodellen fehlen, werden häufig nicht berücksichtigt. Ebenso benachteiligt sind Personen, die sprachlich, kulturell oder körperlich nicht der angenommenen Norm entsprechen. Technik funktioniert dann für einige, während andere ausgeschlossen bleiben.

Diese Verzerrungen sind Ausdruck gesellschaftlicher Machtverhältnisse. Wer in Statistiken nicht vorkommt, bleibt auch im System verdeckt. Wenn ein

© Der/die Autor(en), exklusiv lizenziert an Springer-Verlag GmbH, DE, ein Teil von Springer Nature 2025
A. Lübken und M. Wiemer, *KI-Ethik und Verantwortung*, essentials,
https://doi.org/10.1007/978-3-662-72364-7_3

Trainingsdatensatz überwiegend junge, männliche und nicht-behinderte Menschen enthält, wird das System auf deren Muster optimiert. Abweichungen erscheinen dann als Fehler oder Ausnahme.

Besonders gravierend ist die Tendenz zur Aggregation. Viele Systeme fassen Informationen zu Mittelwerten, Wahrscheinlichkeiten oder typischen Profilen zusammen. Dadurch werden Differenzen verwischt. Wer nicht dem Durchschnitt entspricht, fällt aus dem Raster. Für Menschen mit anderen Körperformen, Sprachen oder Lebensstilen bedeutet das, nicht erkannt oder falsch eingeordnet zu werden. Die Entscheidungen erscheinen objektiv, sind jedoch strukturell verzerrt.

Ein Beispiel hierfür ist die Gesichtserkennung. Viele Systeme identifizieren Gesichter von Menschen mit heller Haut deutlich zuverlässiger als die von People of Color oder von Menschen mit atypischen Gesichtszügen. Diese Unterschiede beruhen nicht auf technischen Zufällen, sondern auf unausgewogen zusammengestellten Daten. Wer im Training unsichtbar war, bleibt es auch im Einsatz. Hier zeigt sich, wie technische Logiken gesellschaftliche Ungleichheiten fortschreiben.

Blinde Flecken entstehen zudem aus fehlendem Wissen über das, was nicht erfasst wurde. Entwicklungsteams arbeiten mit den verfügbaren Daten und sehen oft nicht, welche Gruppen darin fehlen. Diese Blindheit führt dazu, dass Ausgrenzungen nicht als solche erkannt, sondern als technische Einschränkungen gedeutet werden. So bleibt notwendige ethische Reflexion aus.

Hinzu kommt, dass Systeme des maschinellen Lernens vorhandene Muster verstärken. Wenn Daten diskriminierende Strukturen enthalten, werden diese nicht hinterfragt, sondern im Lernprozess verfestigt. Technik reproduziert, was sie gelernt hat, und vermittelt dabei den Anschein von Objektivität.

Auch die Auswahl dessen, was erfasst wird, prägt die Auslassungen. Eigenschaften, die für Inklusion bedeutsam wären, etwa nichtlineare Bildungswege oder informelle Unterstützungsnetzwerke, tauchen in gängigen Modellen kaum auf. Sie gelten als schwer messbar und werden ausgeblendet, obwohl sie für Teilhabe entscheidend sein können.

Die Folgen dieser Verzerrungen sind tiefgreifend. Sie zeigen sich nicht nur im Einzelfall, sondern systematisch. Systeme, die bestimmte Gruppen nicht erkennen, produzieren fehlerhafte Klassifikationen, unpassende Empfehlungen und ungerechte Bewertungen. Diese Probleme sind nicht individuell korrigierbar, da sie aus der Grundlogik der Systeme hervorgehen.

Unsichtbarkeit in Daten wirkt darüber hinaus politisch. Wer in statistischen Modellen fehlt, bleibt auch in Planungen, bei Ressourcenzuweisungen und in politischen Entscheidungen unberücksichtigt. Technik wird so nicht nur zum Ort digitaler Exklusion, sondern verstärkt gesellschaftliche Ungleichheit.

Diese Herausforderungen sind nicht allein durch technische Verbesserungen zu beheben. Es braucht Sensibilität für die Wirkung von Daten, für die Interessen, die durch ihre Struktur gefördert werden, und für die Gruppen, die ausgeschlossen bleiben. Unsichtbares muss sichtbar gemacht werden, und Strukturen müssen bereit sein, auf diese Sichtbarkeit zu reagieren.

Verzerrte Daten und blinde Flecken sind keine Randphänomene, sondern grundlegende Herausforderungen für eine inklusive Technikentwicklung. Sie machen deutlich, dass Gerechtigkeit und Teilhabe nicht nachträglich hinzugefügt werden können. Sie müssen von Anfang an bei der Auswahl der Daten, bei der Modellstruktur und bei der Reflexion von Lücken berücksichtigt werden. Nur so kann Technik Teilhabe ermöglichen und darf nicht zu ihrem Gegenteil beitragen.

3.2   Wer Verantwortung trägt, wenn niemand verantwortlich ist

Die Frage nach Verantwortung stellt sich bei Künstlicher Intelligenz auf besondere Weise. In klassischen technischen Systemen war meist klar, wer für ihre Funktion und ihre Folgen zuständig war: Entwicklungsteams, betreibende Stellen, anwendende Personen oder Aufsichtsinstanzen. Mit zunehmender Komplexität, Vernetzung und Autonomie verschieben sich diese Zuständigkeiten. Verantwortung verteilt sich über viele Akteure, über verschiedene Ebenen und über längere Zeiträume. Was wie eine effiziente Arbeitsteilung wirkt, birgt ein ethisches Risiko: Wenn alle beteiligt sind, fühlt sich am Ende niemand verantwortlich.

Dieses Phänomen zeigt sich besonders bei Systemen, die auf maschinellem Lernen beruhen. Entscheidungen entstehen hier nicht durch feste Programmierung, sondern aus der Interaktion von Daten, Algorithmen, Systemarchitektur und Nutzungskontext. Wer trägt in einem solchen Gefüge Verantwortung? Die Person, die das Modell konzipiert hat? Diejenige, die es trainierte? Die Organisation, die es einsetzt? Oder die Stelle, die es ungeprüft akzeptiert?

Die diffuse Verantwortlichkeit erschwert nicht nur die ethische Bewertung, sondern auch die konkrete Zurechnung. Wenn ein System fehlerhafte Empfehlungen ausspricht, eine Person diskriminiert oder Teilhabe verhindert, stellt sich sofort die Frage: War es der Datensatz, der das Problem hervorgebracht hat? Waren es die Entwickler*innen, die ihn ohne Prüfung nutzten? Die Organisation, die das System ohne Folgenabschätzung einführte? Oder niemand, weil vermeintlich „das System" die Entscheidung traf?

Diese Lücken sind strukturell angelegt. Eine digitale Infrastruktur entsteht in fragmentierten Prozessen mit spezialisierten Teams, externen Dienstleistern und automatisierten Abläufen. Oft fehlt eine Instanz, die den gesamten Prozess überblickt. Ethische Verantwortung zerfällt in viele kleine Teile, die kaum mehr zusammengesetzt werden können.

Hinzu kommen Rollenkonflikte. Entwicklungsteams verstehen sich häufig als technische Fachkräfte, nicht als gesellschaftlich Verantwortliche. Organisationen, die Systeme einsetzen, verweisen auf die Hersteller. Hersteller wiederum auf die Datenbasis. Regulierende Instanzen auf unzureichende Folgenabschätzung. Am Ende stehen Betroffene einem System gegenüber, das wirksam ist, aber keinen greifbaren Verantwortlichen erkennen lässt.

Die Folgen sind gravierend. Wenn niemand benennen kann, wer haftet, wer eine Entscheidung erklärt oder korrigiert, entsteht Ohnmacht. Technik erscheint unkontrollierbar, nicht wegen ihrer Komplexität, sondern weil soziale Steuerung unsichtbar bleibt. Für eine inklusive Gesellschaft ist das besonders kritisch. Menschen, die ohnehin in Machtasymmetrien leben, sind auf transparente Zuständigkeiten, auf Korrekturmöglichkeiten und auf Verlässlichkeit angewiesen.

Ein Beispiel verdeutlicht dies. In einigen Verwaltungen werden Förderentscheidungen zunehmend automatisiert getroffen. Antragstellende erhalten Zu- oder Absagen, ohne die Grundlage nachvollziehen zu können. Rückfragen führen ins Leere: Die Behörde verweist auf die Software, die Software auf ihre Datenbasis, die Datenbasis auf vorgegebene Kriterien. Am Ende gibt es niemanden, der Verantwortung übernimmt oder die Entscheidung erklärt. In solchen Fällen wird sichtbar, wie Verantwortung zwischen Institutionen und Systemen zerfließt.

Besonders problematisch ist die gezielte Delegation an technische Lösungen. Organisationen nutzen KI, um Entscheidungen zu automatisieren, etwa bei Bewerbungen, Zugangskontrollen oder Bildungsangeboten. Formal entscheidet dann das System. Diese Verschiebung wird oft als Entlastung dargestellt, da das Verfahren objektiv und effizient erscheint. Doch ethisch betrachtet entsteht eine Grauzone. Systeme vollziehen Berechnungen, sie treffen jedoch keine Entscheidungen im moralischen Sinn.

Die Delegation entbindet nicht von Verantwortung. Sie verlagert sie nur und macht sie schwerer greifbar. Wer Technik als neutrale Instanz nutzt, um heikle Entscheidungen zu vermeiden, entzieht sich der eigenen Pflicht. Eine Organisation, die sich dahinter versteckt, um Entscheidungen nicht begründen zu müssen, handelt nicht verantwortungsvoll, sondern ausweichend.

Hinzu kommt die unscharfe Grenze zwischen menschlicher Entscheidung und technischem Automatismus. Wenn ein System eine Risikobewertung erstellt, die eine Person anschließend lediglich abzeichnet, bleibt unklar, wer tatsächlich entschieden hat. In der Praxis werden Entscheidungen häufig nur noch bestätigt, nicht mehr selbst getroffen. Verantwortung wird formal behalten, aber inhaltlich abgegeben.

Gerade für Menschen mit Unterstützungsbedarf ist das riskant. Sie sind in besonderem Maße auf klare Zuständigkeiten und nachvollziehbare Entscheidungswege angewiesen. Fehlende Verantwortung verstärkt ihre Abhängigkeit und schwächt ihr Vertrauen in die Technik.

Verantwortung darf daher nicht an Technologien ausgelagert werden, ohne flankierende Sicherheiten zu schaffen. Dazu gehören Dokumentation, Protokollierung, Eingriffsmöglichkeiten und menschliche Kontrolle. Vor allem braucht es eine Haltung, die diese Verpflichtung nicht auf juristische Zuweisung reduziert, sondern als Pflicht zur Gestaltung versteht. Verantwortung heißt, die Folgen des eigenen Handelns mitzudenken, auch wenn Technik im Spiel ist und Entscheidungen begründbar, nachvollziehbar und korrigierbar zu machen.

Eine inklusive Technikethik muss dort ansetzen, wo Zuständigkeiten verteilt oder verschleiert wird. Sie macht deutlich, dass Verantwortung nicht verschwindet, wenn sie geteilt wird. Sie bleibt nur wirksam, wenn sie bewusst übernommen wird. Technik darf Reflexion nicht ersetzen, sie muss Anlass dazu geben.

Wenn niemand verantwortlich ist, bleiben Betroffene allein. Inklusion aber setzt Verantwortung voraus: Geteilt, bewusst und nachvollziehbar. Nicht abstrakt, sondern konkret. Nicht theoretisch, sondern gestaltend. Nur unter dieser Bedingung können technische Systeme Teil einer Gesellschaft sein, die niemanden zurücklässt. Doch das allein genügt nicht. Inklusion erfordert zugleich, dass Betroffene selbst mitentscheiden können, statt nur den Folgen technischer Systeme ausgesetzt zu sein.

3.3 Warum Betroffene selten mitentscheiden

Inklusive Prozesse leben von echter Partizipation. Gemeint ist nicht das bloße Anhören von Meinungen, sondern die Möglichkeit, an Entscheidungen mitzuwirken, die das eigene Leben unmittelbar betreffen. In der Technikentwicklung ist diese Form der Beteiligung bis heute kaum etabliert. Künstliche Intelligenz wird meist in Expertengremien, Forschungsinstituten oder privatwirtschaftlichen Entwicklungsabteilungen gestaltet, weit entfernt von den Lebensrealitäten derjenigen, die ihre Auswirkungen am stärksten erfahren. Besonders deutlich zeigt sich das bei Menschen mit Behinderungen, bei chronisch Erkrankten oder bei gesellschaftlich benachteiligten Gruppen. Sie kommen in Entwicklungsprozessen selten vor, obwohl gerade sie auf adaptive und zugängliche Technologien angewiesen sind.

Die Ursachen für diese Beteiligungslücke sind vielschichtig. Ein wesentliches Hindernis bilden sprachliche und kommunikative Barrieren. Die Sprache der Technikentwicklung ist geprägt von Fachbegriffen, Abkürzungen und formalen Konzepten. Wer keinen Zugang zu dieser Sprache hat, wird oft vorschnell als nicht kompetent angesehen, selbst wenn wertvolle Perspektiven vorhanden wären. Derzeit gibt es zu wenige Gelegenheiten, technisches und soziales Wissen auf Augenhöhe miteinander zu verknüpfen. Solche Austauschformate entstehen nicht zufällig, sondern durch bewusste Gestaltung.

Ein weiterer Grund liegt in den strukturellen Machtasymmetrien. Entwicklungsteams verfügen über Ressourcen, institutionelle Anbindung und Einfluss. Betroffene hingegen haben meist keine formale Expertise, keine stabile Finanzierung und oft auch keine institutionelle Stimme. Ihre Alltagserfahrungen bleiben in Planungsprozessen weitgehend unberücksichtigt. Genau diese Erfahrungen sind jedoch unverzichtbar, um Technik so zu gestalten, dass sie tatsächlich inklusiv wirkt.

Hinzu kommt, dass Daten, Standards und Modelle selten gemeinsam mit Betroffenen entwickelt werden. Parameter, die als relevant gelten, oder Kategorien, in die Menschen einsortiert werden, entstammen in der Regel einem engen Erfahrungshorizont. Wer außerhalb dieses Rahmens lebt, wird in den Systemen nicht repräsentiert. Partizipation müsste hier ansetzen, indem Begriffe, Daten und Ziele in gemeinsamen Prozessen definiert werden. In der Praxis bleibt es jedoch meist bei nachträglichen Befragungen, die an den grundlegenden Entscheidungen nichts mehr ändern.

Auch organisatorische Rahmenbedingungen erschweren Mitgestaltung. Viele Technikprojekte sind von Zeitdruck und knappen Budgets geprägt. Beteiligung wird als Zusatz betrachtet, nicht als fester Bestandteil. Häufig beschränkt sie sich auf Workshops, Umfragen oder Tests, die punktuell durchgeführt werden, ohne nachhaltigen Einfluss auf das Design zu haben. Partizipation wird so zur Alibimaßnahme: Sichtbar, aber folgenlos.

Eine besondere Schwierigkeit liegt in der Frage, wer als Expert*in gilt. In vielen Projekten wird technisches Wissen als Voraussetzung für Mitwirkung angesehen. Menschen mit eigener Betroffenheit gelten dann nicht als Fachleute ihres Alltags, sondern als Laien oder Testpersonen. Ihre Rolle reduziert sich auf Rückmeldungen am Rand, statt sie in den Kern der Entwicklung einzubeziehen. Damit bleibt die wertvollste Ressource ungenutzt: Das Erfahrungswissen über Barrieren, Bedarfe und funktionierende Lösungsansätze.

Zudem fehlt es an dauerhaften Strukturen, die Partizipation absichern. Teilhabe hängt häufig von Einzelprojekten, engagierten Personen oder Zufällen ab. Es gibt kaum institutionalisierte Verfahren, die Nutzerperspektiven verbindlich mit Entwicklungsprozessen verknüpfen. Das führt dazu, dass Mitgestaltung immer wieder neu erkämpft werden muss, anstatt selbstverständlich zu sein.

Besonders deutlich wird dieses Defizit, wenn ökonomische Interessen im Vordergrund stehen. Unternehmen, die KI-Systeme entwickeln, priorisieren Effizienz, Marktfähigkeit und Risikominimierung. Partizipation wird dann als Verzögerung betrachtet, nicht als ethischer Mehrwert. In Smart-City-Projekten etwa werden Sensoren, Plattformen und Steuerungsinstrumente oft ohne systematische Beteiligung der Stadtbewohner*innen eingeführt. Die Folge sind Systeme, die technisch ausgefeilt, aber ohne Bezug zu den sozialen Realitäten bleiben.

Dennoch zeigen Erfahrungen aus anderen Bereichen, dass echte Mitgestaltung möglich ist. Bürgerhaushalte, partizipative Gesundheitsforschung oder Projekte in der kommunalen Sozialplanung machen sichtbar, dass so ein Vorgehen zu tragfähigeren Entscheidungen führt, wenn die Ergebnisse ernst genommen werden. Voraussetzung ist ein Perspektivwechsel: Weg von einer rein technischen Logik, hin zu einer sozialen Gestaltungsperspektive.

Aus inklusiver Sicht ist das Fehlen echter Partizipation kein Nebenaspekt, sondern Ausdruck institutioneller Ungleichheiten. Wer nicht mitgestalten kann, wird zum Objekt von Technik. Eine Gesellschaft, die Teilhabe sichern will, darf solche ausgrenzenden Mechanismen nicht hinnehmen. Technologien, die Teilhabe fördern soll, muss auch durch Prozesse entstehen, die genau dies ermöglichen.

Die Herausforderung besteht darin, Partizipation selbstverständlich zu machen. Sie darf nicht punktuell stattfinden, sondern muss kontinuierlich in Konzeption, Entwicklung, Evaluation und Anpassung integriert werden. Dazu braucht es feste Rollen, barrierefreie Kommunikationsformen, vielfältige Testverfahren und Institutionen, die Mitgestaltung dauerhaft absichern. Erst wenn diese Voraussetzungen gegeben sind, kann Technik zum Ausdruck geteilter Verantwortung werden und zu einem Instrument, das bestehende Ungleichheiten überwindet. Wo Mitgestaltung gelingt, entstehen nicht nur gerechtere, sondern auch funktional überzeugendere Systeme, die Vertrauen schaffen und im Alltag bestehen.

3.4 Unsichtbare Normen in der Technikgestaltung

Technische Systeme erscheinen häufig standardisiert und universell einsetzbar. Ihre Bedienlogiken, Nutzeroberflächen und Interaktionsformen wirken auf den ersten Blick funktional und logisch. Doch diese vermeintliche Neutralität beruht auf unsichtbaren Prämissen. Sie gehen von Annahmen darüber aus, wie Menschen typischerweise handeln, sprechen, denken oder Entscheidungen treffen. Technik ist niemals voraussetzungslos, sie transportiert Vorstellungen von Normalität, die nur selten inklusiv sind.

Ein anschauliches Beispiel sind die impliziten Standards in Interfaces, Nutzerprofilen und Interaktionsdesigns. Menüs, Icons, Tastenkombinationen oder Spracherkennungssysteme sind meist aus der Perspektive gesunder, technikaffiner und sprachlich standardisierter Personen entwickelt. Wer von diesen Erwartungen abweicht, erlebt Technik als unzugänglich, fehleranfällig oder sperrig.

Normen wirken jedoch nicht nur funktional, sondern auch ästhetisch und symbolisch. Bilder, Farben oder Begriffe vermitteln Botschaften darüber, wer angesprochen ist und wer nicht. Körperdarstellungen in Avataren, Bewegungssteuerungen oder Touchscreens setzen körperliche Voraussetzungen voraus, die nicht alle erfüllen können. Menschen mit eingeschränkter Motorik, mit anderen Körperformen oder mit neurodiversen Wahrnehmungsweisen erfahren diese Art der Technikgestaltung als normierend und ausgrenzend.

Besonders sichtbar werden diese unsichtbaren Normen bei sprachbasierten Systemen. Sie beruhen auf der Vorstellung, dass Sprache linear, grammatikalisch korrekt und innerhalb eines festgelegten Vokabulars funktioniert. Personen, die langsamer sprechen, Pausen einlegen, eine untypische Betonung wählen oder alternative Sprachformen nutzen, werden schlechter verstanden. Technik bevorzugt damit bestimmte Ausdrucksweisen, ohne dies offenzulegen. Diese Wirkung entsteht nicht aus Absicht, sondern aus konkreten Designentscheidungen, die dennoch gravierende Folgen haben.

Auch Nutzerprofile enthalten implizite Standards. Systeme fragen nach Alter, Geschlecht oder Interessen und bieten feste Antwortkategorien. Wer sich in diesen Vorgaben nicht wiederfindet, hat keine Möglichkeit, sich angemessen darzustellen. Menschen mit nicht-binärer Geschlechtsidentität, mit komplexen Alltagsmustern oder mit besonderen Bedürfnissen werden auf vorgegebene Raster reduziert oder falsch eingeordnet. Technik erzeugt hier nicht nur Nutzerbilder, sondern formt auch Erwartungen an Verhalten und Lebensführung.

Gerade weil diese Normalitätsannahmen so selbstverständlich wirken, werden sie oft nicht berücksichtigt. Wer den vorgesehenen Nutzungsmustern entspricht, bemerkt wenig. Wer abweicht, erfährt Widerstand oder Ausschluss. Inklusiv betrachtet ist das ein ethisches Problem. Technik, die Vielfalt nicht berücksichtigt, errichtet Barrieren, nicht trotz, sondern gerade durch ihre Standardisierung.

Die Wirkung solcher unsichtbaren Vorgaben reicht über den unmittelbaren Gebrauch hinaus. Sie beeinflussen, wie Menschen sich selbst sehen, welche Verhaltensweisen als normal gelten und welche sie vermeiden. Wenn bestimmte

Körper, Denkweisen oder Lebensstile in technischen Anwendungen nicht vorkommen, verschwinden sie häufig auch aus gesellschaftlicher Wahrnehmung. Technik wird so zu einem Mechanismus sozialer Kontrolle, der Exklusion doppelt verfestigt: Erst durch die Systeme selbst, dann durch ihre kulturelle Wirkung.

Besonders problematisch ist, dass diese Normen kaum benannt oder reflektiert werden. Sie sind Teil der Funktionslogik und deshalb schwer zu hinterfragen. Wer Technik nutzt, übernimmt sie automatisch. Wer das verändern will, braucht ein hohes Maß an Sensibilität für das, was im Hintergrund zum Tragen kommt.

Für Menschen mit Behinderungen bedeutet das konkret, dass ihre Ausdrucksformen, Bedürfnisse und Lebensweisen oft nicht mitgedacht werden. Systeme, die auf typische Nutzungsmuster trainiert sind, erkennen ihre Bedarfe nicht. Benutzeroberflächen, die bestimmte Bewegungsabläufe voraussetzen, erschweren Interaktion. Assistenzsysteme, die Vielfalt nicht einkalkulieren, bieten keine Unterstützung, sondern können bestehende Benachteiligungen verstärken.

Doch nicht nur Menschen mit Behinderungen sind betroffen. Auch ältere Menschen, Menschen mit geringen Sprachkenntnissen, neurodiverse Personen oder Menschen mit atypischen Alltagsstrukturen stoßen auf Barrieren. Ihre Perspektiven werden in Designentscheidungen meist nur am Rand berücksichtigt, oft erst im Nachhinein und damit nicht als Ausgangspunkt. Technik spiegelt dadurch eine eingeschränkte Vorstellung von Normalität wider und blendet reale Vielfalt aus.

Ethisch betrachtet ist dies ein grundlegender Aspekt von Technikgestaltung. Systeme sind nicht nur Werkzeuge, sie sind auch soziale Räume. Sie eröffnen Handlungsmöglichkeiten und begrenzen sie zugleich. Sie fördern Teilhabe oder verschärfen Ausschluss. Wenn die zugrunde liegenden Annahmen unsichtbar bleiben, reproduzieren sie bestehende Machtverhältnisse.

Inklusive Technikgestaltung muss diese unsichtbaren Gegebenheiten sichtbar machen. Sie muss fragen: Für wen wurde ein System entworfen? Wer wurde berücksichtigt und wer nicht? Welche körperlichen, sprachlichen, kognitiven oder kulturellen Voraussetzungen gelten als selbstverständlich? Welche Abweichungen werden als Fehler behandelt und warum? Diese Fragen sind unbequem, aber unverzichtbar.

Nur wenn solche Setzungen kritisch reflektiert werden, kann Technik ein Ort werden, der Teilhabe ermöglicht. Es braucht keine perfekten Lösungen, sondern bewusste Entscheidungen. Erforderlich sind Möglichkeiten für Vielfalt, Verfahren für Rückmeldungen und die Bereitschaft zur Veränderung. Unsichtbare Normen entstehen nicht von selbst, sie werden gestaltet. Und was gestaltet ist, kann nicht nur anders, sondern bewusst vielfältiger und damit inklusiver gestaltet werden.

Konzepte und Strategien ethischer Inklusion

4

4.1 Ethik nicht nachträglich, sondern gestaltend denken

Ethische Fragen werden in der Praxis technischer Entwicklung häufig erst dann gestellt, wenn die grundlegenden Weichen bereits gestellt sind. Systeme sind entworfen, Daten gesammelt, Modelle trainiert und anschließend soll geprüft werden, ob sie ethischen Anforderungen genügen. Dieses Vorgehen folgt der Logik der nachträglichen Kontrolle. Ethik wird dann als Abgleich mit Normen verstanden, als Prüfkatalog oder als Qualitätssicherung. Doch dieses Verständnis greift zu kurz. Ethik ist nicht nur eine Instanz der Korrektur, sondern eine Dimension der Gestaltung. Wer Technik inklusiv, gerecht und verantwortungsvoll entwickeln will, muss ethische Überlegungen von Beginn an in den Prozess integrieren.

Die Unterscheidung zwischen normativer Reflexion und bloßer Regelkonformität ist dabei entscheidend. Während Compliance auf die Einhaltung formaler Vorschriften zielt, richtet sich ethische Gestaltung auf die bewusste Auseinandersetzung mit Werten, Zielkonflikten und sozialen Wirkungen. Ein System kann regelkonform sein und dennoch Menschen ausschließen. Es kann effizient funktionieren und gleichzeitig Teilhabe behindern. Ethik als Gestaltungsperspektive bedeutet deshalb, Technik nicht nur als funktionales Mittel, sondern als Ausdruck gesellschaftlicher Entscheidungen zu verstehen.

Ethische Reflexion entfaltet ihre Nachwirkung nicht am Ende, sondern als integraler Bestandteil der Entwicklung. Sie beginnt bereits bei der Formulierung des Problems. Welche Herausforderungen gelten überhaupt als technisklösbar? Welche Ziele werden verfolgt und mit welchen Implikationen sind sie verbunden? Werden Teilhabe, Vielfalt und Gerechtigkeit in der Zieldefinition berücksichtigt

© Der/die Autor(en), exklusiv lizenziert an Springer-Verlag GmbH, DE, ein Teil von Springer Nature 2025
A. Lübken und M. Wiemer, *KI-Ethik und Verantwortung,* essentials, https://doi.org/10.1007/978-3-662-72364-7_4

oder erst in der nachträglichen Evaluation? Je früher wertebasierte Perspektiven einfließen, desto größer ist die Chance, dass Technik für alle zugänglich gestaltet werden kann.

Ethische Gestaltung ist kein einzelner Arbeitsschritt, sondern eine Querschnittsaufgabe. Sie betrifft alle Phasen, von der Anforderungserhebung über die Auswahl der Daten bis hin zum Interface-Design. In jeder dieser Phasen entstehen Entscheidungen mit normativer Wirkung. Werden Datenquellen auf Diversität geprüft? Werden Nutzungskontexte realistisch eingeschätzt? Werden Bedarfe vulnerabler Gruppen berücksichtigt? Wird klar kommuniziert, welche Entscheidungen automatisiert getroffen werden? Diese Fragen sind nicht ergänzend, sondern grundlegend.

Um diese Integration zu ermöglichen, braucht es strukturelle Voraussetzungen. Reflexion in dem hier beschriebenen Kontext benötigt Zeit, Ressourcen und institutionelle Verankerung. Sie darf nicht vom Engagement Einzelner abhängen, sondern muss systematisch unterstützt werden. Dazu gehören interdisziplinäre Teams, Dialogforen sowie methodische Zugänge, die wertebasierte Fragen operationalisierbar machen, ohne sie zu trivialisieren.

Dass dies gelingen kann, zeigt ein Beispiel aus der Stadtentwicklung. In einem Smart-City-Projekt wurden barrierefreie Zugänge nicht erst nachträglich ergänzt, sondern bereits bei der Planung der Sensorik und der digitalen Schnittstellen berücksichtigt. Vertreter*innen von Selbsthilfeorganisationen waren von Anfang an eingebunden, sodass Blinde und Menschen mit eingeschränkter Mobilität ihre Anforderungen einbringen konnten. Das Ergebnis war ein System öffentlicher Informationsanzeigen, das akustische Signale, kontrastreiche Schrift und barrierefreie Bedienoptionen kombinierte. Dieses Vorgehen verdeutlicht, dass Ethik nicht abstrakt bleibt, sondern konkrete Verbesserungen ermöglicht, wenn sie rechtzeitig in die Gestaltung integriert wird.

Besonders wichtig ist es, die hier beschriebene Thematik nicht auf Expertengremien oder externe Gutachten zu reduzieren. Sie ist keine Aufgabe einer kleinen Gruppe, sondern ein kollektiver Prozess. Jede an der Technikentwicklung beteiligte Person trägt zur ethischen Qualität des Ergebnisses bei. Das setzt allerdings Sensibilität und entsprechende Kompetenzen voraus. Ethik ist damit keine isolierte Disziplin, sondern eine Voraussetzung für inklusive Technik.

Ein wirksamer Ethikprozess lebt vom Dialog. Es geht darum, Annahmen sichtbar zu machen, Entscheidungen zu begründen und Kritik zuzulassen. Dies gelingt nur in einer Kultur, die Fehler nicht als Makel, sondern als Lernanlass versteht. Inklusive Ethik braucht Offenheit, nicht Gewissheit. Sie ist nicht der Anspruch, immer richtig zu handeln, sondern die Haltung, Verantwortung zu übernehmen.

Ethische Fragen lassen sich zudem nicht endgültig beantworten. Sie bleiben offen, kontextabhängig und häufig umstritten. Umso wichtiger sind Verfahren, die mit dieser Offenheit umgehen können. Reflexionsschleifen, kollektive Abwägungen, kritisches Feedback und kontinuierliche Evaluation gehören zu diesen Verfahren. Sie ersetzen Entscheidungen nicht, erhöhen jedoch deren Qualität.

Die Rolle von Ethik in der Technikentwicklung darf daher nicht auf das Einhalten von Standards reduziert werden. Standards definieren Mindestanforderungen, aber sie sichern nicht die Passung zu sozialen Kontexten. Sie können Risiken benennen, aber keine Verantwortung übernehmen. Eine inklusive Technik braucht ein Nachdenken darüber, was Technik bewirken soll und für wen sie wirkt.

Gestaltende Ethik fragt deshalb nicht nur: Was darf Technik? Sie fragt ebenso: Was soll Technik leisten, für welche Menschen, in welchen Lebenslagen und unter welchen Voraussetzungen? Wer ist repräsentiert, wer nicht? Welche Alternativen wurden geprüft und warum verworfen? Diese Fragen sind unbequem, aber notwendig, wenn Technik gerecht wirken soll.

Technik ist nie neutral. Und deshalb darf auch Ethik nicht neutralisiert werden. Sie muss sich frühzeitig einmischen, systematisch verankert und mit Gestaltungsanspruch. Nur wenn sie von Beginn an Teil des Designprozesses ist, kann Technik zu einem Instrument gesellschaftlicher Teilhabe werden. Gleichzeitig wird sichtbar, dass eine gestaltende Ethik nicht alle Spannungen auflöst, sondern sie erst ans Licht bringt. Damit eröffnet sie den Raum für die Auseinandersetzung mit Widersprüchen, die im nächsten Abschnitt behandelt werden.

4.2 Zwischen Werten, Wirkung und Widersprüchen

Technikgestaltung ist kein linearer Prozess mit festen Regeln und eindeutigen Lösungen. Sie ist geprägt von Spannungen, Zielkonflikten und Abwägungen. Wer wertebasierte Prinzipien wie Fairness, Transparenz, Rechenschaft oder Teilhabe in technische Systeme integrieren will, stößt unweigerlich auf Situationen, in denen diese kollidieren. Diese Spannungen sind kein Zeichen von Versagen, sondern Ausdruck einer Realität, in der unterschiedliche Interessen gleichzeitig relevant sind.

Ein häufiges Dilemma ergibt sich etwa aus dem Verhältnis von Transparenz und Sicherheit. Ein System, das vollständig transparent arbeitet, kann sensible Informationen offenlegen, die in falschen Händen Risiken schaffen. Umgekehrt kann ein System, das auf maximale Sicherheit ausgelegt ist, intransparent wirken und das Vertrauen der Nutzenden untergraben. Ähnliche Konflikte entstehen zwischen Effizienz und Fairness, zwischen individueller Autonomie und standardisierter Steuerung oder zwischen Innovationsdruck und dem Prinzip der Vorsorge.

Solche Spannungen lassen sich nicht durch einfache Regeln auflösen. Es gibt keine universelle Lösung, die in allen Situationen richtig wäre. Vielmehr braucht es Verfahren, die den konstruktiven Umgang mit Zielkonflikten ermöglichen. Ethik ist in diesem Sinn kein Katalog fertiger Antworten, sondern ein Instrument zur strukturierten Auseinandersetzung mit Spannungen. Sie fragt nicht nur, ob ein System funktioniert, sondern auch, wem es dient, wen es benachteiligt, welche Alternativen denkbar gewesen wären und warum bestimmte Entscheidungen getroffen wurden.

Ein produktiver Umgang mit Zielkonflikten setzt Urteilskraft voraus. Es genügt nicht, Regeln zu befolgen oder Normen anzuwenden. Entscheidend ist die Fähigkeit, in komplexen Situationen eine angemessene Wahl zu treffen und diese nachvollziehbar zu begründen. Urteilskraft entsteht dabei nicht allein durch individuelle Erfahrung, sondern durch kollektive Reflexion, durch Austausch und durch kritisches Denken. Sie ist keine persönliche Tugend, sondern eine gemeinsame Kompetenz.

Ethische Gestaltung bedeutet deshalb, Spannungen nicht zu vermeiden, sondern aktiv zu bearbeiten. Das verlangt Zeit, Aushandlungsprozesse und die Bereitschaft, Grenzen klar zu benennen. Wer Teilhabe maximieren will, muss mitunter Einbußen bei Effizienz in Kauf nehmen. Wer Transparenz ausweitet, muss mit der erhöhten Komplexität der Darstellung umgehen. Wer Barrierefreiheit stärkt, muss möglicherweise Abstriche bei Standardisierung akzeptieren. Diese Abwägungen sind unvermeidlich, sie können aber bewusst und nachvollziehbar gestaltet werden.

Wie solche Zielkonflikte in der Praxis aussehen, zeigt die digitale Verkehrssteuerung in Städten. Systeme, die Staus reduzieren sollen, priorisieren oft den schnellen Verkehrsfluss. Dabei geraten Bedürfnisse anderer Gruppen in den Hintergrund. Für ältere Menschen oder Personen mit Mobilitätseinschränkungen können kürzere Grünphasen an Ampeln die Sicherheit verringern. Der Zielkonflikt zwischen Effizienz und Teilhabe wird hier unmittelbar sichtbar. Erst wenn in die Planung auch Perspektiven jener Gruppen einbezogen werden, die auf längere Übergangszeiten angewiesen sind, entsteht ein System, das allen dient. Ethik zeigt sich in diesem Fall nicht in der perfekten Lösung, sondern in der bewussten Abwägung zwischen Geschwindigkeit und Sicherheit.

Entscheidend ist, dass solche Prozesse nicht im Verborgenen stattfinden. Werte, Prioritäten und Abwägungen müssen sichtbar und nachvollziehbar sein.

Konflikte sind kein Störfaktor, sondern notwendiger Bestandteil jeder Entwicklung. Nicht alles kann gleichzeitig optimiert werden, doch welche Schwerpunkte gesetzt werden, sollte erklärbar und öffentlich diskutierbar sein.

In der Praxis bedeutet das auch, dass eine sozialverantwortliche Entwicklung nicht allein auf technisches Wissen angewiesen ist. Sie erfordert kommunikative Fähigkeiten und Beziehungsarbeit. Wer in interdisziplinären Teams arbeitet, muss unterschiedliche Perspektiven integrieren können. Wer Entscheidungen verantwortet, muss sie verständlich machen. Wer mit Nutzenden spricht, muss deren Erwartungen ernst nehmen, auch wenn diese mit technischen Einschränkungen kollidieren. Ethik ist daher ebenso eine Frage der Kommunikation wie der Programmierung.

Ein wesentlicher Bestandteil ethisch reflektierter Abwägung ist die Anerkennung von Pluralität. Es gibt nicht die eine richtige Lösung, sondern eine Vielzahl legitimer Sichtweisen. Diese Vielfalt anzuerkennen, ist kein Zeichen von Beliebigkeit, sondern Ausdruck von Respekt. Vielfalt ist der Kern ethischer Gestaltung. Technik muss nicht alles vereinheitlichen, sie kann auch Differenz ermöglichen.

Damit dieser Anspruch umgesetzt werden kann, braucht es Räume, in denen Widersprüche offen verhandelt werden. Reflexionsrunden, Feedbackformate, offene Entwicklungsschleifen und transparente Entscheidungsprotokolle sind geeignete Elemente solcher Formate. Sie verdeutlichen, dass es in der Technikentwicklung nicht nur um technische Lösungen geht, sondern ebenso um Verantwortung für gesellschaftliche Auswirkungen.

Widersprüche können nicht vermieden werden, sie können jedoch produktiv genutzt werden. Die Fähigkeit, Zielkonflikte konstruktiv zu bearbeiten, ist eine Kernkompetenz ethischer Technikentwicklung. Sie verlangt Haltung im Sinne von Reflexionsbereitschaft, Verantwortungsübernahme und Mut zur Auseinandersetzung. Diese Haltung muss gepflegt und gefördert werden, sowohl kulturell als auch institutionell.

Inklusive Technik entsteht dort, wo Spannungen nicht kaschiert, sondern bearbeitet werden. Dort, wo unterschiedliche Werte nicht nivelliert, sondern miteinander verbunden werden. Dort, wo Entscheidungen nicht als endgültig, sondern als vorläufig und überprüfbar verstanden werden. Und dort, wo die Wirkung einer Entscheidung wichtiger ist als ihre technische Eleganz. Gerade in diesen Spannungen entfaltet sich das eigentliche Potenzial. Sie zeigen, dass Konflikte nicht nur Hindernisse sind, sondern Quellen für Innovation, wenn sie bewusst genutzt werden. Zwischen Werten, Wirkung und Widersprüchen liegt damit nicht nur das Problemfeld, sondern auch das kreative Feld einer intelligenten Inklusion.

4.3   Räume für Verantwortung schaffen

Verantwortung ist mehr als ein abstraktes Prinzip. Sie ist eine strukturelle Voraussetzung für inklusive Technikgestaltung. In komplexen Entwicklungsprozessen, an denen viele Akteure beteiligt sind, darf Verantwortung nicht im Ungefähren verschwinden. Sie braucht Verankerung in Rollen, in Prozessen und in Institutionen. Das bedeutet in der Umsetzung, Bedingungen zu schaffen, unter denen Menschen Verantwortung tatsächlich übernehmen können. Dazu gehören Klarheit, Transparenz, Ressourcen, Kommunikationsmöglichkeiten und die Anerkennung, dass Technik nie wertfrei ist.

Viele Organisationen verstehen Verantwortung primär als individuelle Tugend. Sie setzen darauf, dass einzelne Fachkräfte ethisch sensibel agieren und Missstände melden. In der Praxis jedoch stoßen individuelle Bemühungen schnell an Grenzen. Zeitdruck, hierarchische Entscheidungswege, fehlende Transparenz oder das Fehlen von Reflexionsgelegenheiten führen dazu, dass Verantwortung nicht wahrgenommen wird. Ohne unterstützende Strukturen wird Verantwortung verdrängt, delegiert oder als irrelevant empfunden. Verantwortung braucht Systeme, nicht bloße Appelle.

Ein wichtiges Strukturelement ist die Interdisziplinarität. Ethische Fragen entstehen selten in homogenen Teams, sondern im Zusammenspiel unterschiedlicher Sichtweisen. Informatik allein reicht nicht aus, um komplexe soziale Wirkungen abzuschätzen. Zur Technikgestaltung gehören ebenso Soziologie, Psychologie, Rechtswissenschaft, Philosophie und die Erfahrungswelten der Menschen, die von den Systemen unmittelbar betroffen sind. Erst durch dieses Zusammenwirken wird erkennbar, welche Werte transportiert werden und welche Alternativen denkbar sind.

Doch Interdisziplinarität stellt sich nicht von selbst ein. Sie muss organisiert und institutionell ermöglicht werden. Das bedeutet etwa, Technikprojekte von Anfang an mit ethischen Reflexionsformaten zu verbinden, Teams divers zusammenzusetzen und Ausschreibungen so zu formulieren, dass auch die hier Dimensionen verpflichtend berücksichtigt werden. Ebenso wichtig ist es, dass diese Räume geschützt sind, damit sie nicht durch Termindruck, ökonomische Verwertungslogik oder symbolische Instrumentalisierung entwertet werden.

Ein zweiter Faktor ist Transparenz. Verantwortung kann nur übernommen werden, wenn nachvollziehbar ist, wie Entscheidungen entstehen, welche Annahmen gelten und welche Alternativen verworfen wurden. Systeme, deren Entscheidungswege verborgen bleiben, verhindern nicht nur Kritik und Kontrolle, sondern blockieren auch Lernprozesse. Transparenz bedeutet daher mehr als die

Offenlegung von Code oder Daten. Sie erfordert auch die Offenlegung von Entscheidungswegen, Abwägungen und Prioritäten.

Untrennbar mit Transparenz verbunden ist die Frage nach Feedbackkultur. Verantwortliches Handeln braucht Rückmeldung. Es muss möglich sein, Kritik zu äußern, ohne Sanktionen zu riskieren. Ebenso muss es möglich sein, Annahmen infrage zu stellen, Unsicherheiten zu benennen und neue Perspektiven einzubringen. Eine solche Kultur entsteht nur, wenn sie aktiv gefördert und institutionell abgesichert wird. Dazu gehören moderierte Reflexionsrunden, offene Kommunikationskanäle und ein Klima, in dem Fehler nicht als Makel, sondern als Lernchancen verstanden werden.

Ein Beispiel zeigt, wie das praktisch aussehen kann. In einigen Krankenhäusern wurden digitale Assistenzsysteme zur Pflegeplanung eingeführt. Erst als Pflegekräfte und Patient*innen systematisch in Feedbackprozesse einbezogen wurden, zeigte sich, dass bestimmte Funktionen die Abläufe eher erschwerten als erleichterten. Durch regelmäßige Rückmeldeschleifen konnten Anpassungen vorgenommen werden, die die Arbeit erleichterten und gleichzeitig die Versorgung sicherer machten. Verantwortung zeigte sich hier nicht als nachträgliche Fehlerkorrektur, sondern als kontinuierlicher Prozess gemeinsamer Verbesserung.

Räume für Verantwortung sind auch Räume der Selbstvergewisserung. Sie bieten Gelegenheit, innezuhalten, zu reflektieren und sich der eigenen Rolle bewusst zu werden. Gerade in einem Umfeld, in dem Innovationsdruck und Leistungskennzahlen dominieren, fehlt diese Zeit häufig. Doch sie ist unverzichtbar, um ethische Fragen nicht nur zu stellen, sondern auch ernsthaft zu verfolgen. Reflexionsräume sind keine Verzögerung, sondern Grundlage für tragfähige Entscheidungen.

Verantwortung ist darüber hinaus immer auch eine kollektive Aufgabe. Technik wird nicht von Einzelpersonen geschaffen, sondern im Zusammenspiel von Entwicklungsteams, Nutzenden, Organisationen, Regulierungsinstanzen und der Gesellschaft. Verantwortung kann deshalb nicht allein zugeschrieben werden, sie muss geteilt, verhandelt und getragen werden. Dazu braucht es Verfahren wie Konsultationen, gemeinsame Dokumentation, Beteiligungsformate oder geteilte Entscheidungsrechte. Kollektive Verantwortung bedeutet nicht den Verzicht auf Zurechenbarkeit, sondern eine Erweiterung der Perspektive.

Diese Sichtweise gilt nicht nur für die Technikentwicklung. Auch wer Technik einsetzt, weiterverarbeitet oder in institutionelle Abläufe integriert, trägt Verantwortung. Räume für Verantwortung sind daher auch Orte institutioneller Ethik. Hier entscheidet sich, wie Technik beschafft, evaluiert oder reguliert wird, wer in Entscheidungen einbezogen wird und wie Rückkopplungen organisiert sind.

Inklusive Technik entsteht nur dort, wo Verantwortung nicht auf Einzelne abgeschoben wird, sondern gemeinsam getragen wird. Räume für Verantwortung sind keine abstrakten Ideen, sondern konkrete, überprüfbare Strukturen. Sie machen Verantwortungsübernahme sichtbar, fördern Transparenz und ermöglichen Vertrauen. Dort, wo Verantwortung geteilt und bewusst wahrgenommen wird, wird Technik auch gesellschaftlich tragfähig. Doch Verantwortung allein genügt nicht. Sie muss von einer Kultur des Lernens begleitet werden, die Veränderungen zulässt, Irrtümer bearbeitet und Weiterentwicklung ermöglicht. Genau hier setzt der Gedanke der ethischen Inklusion als kontinuierlicher Lernprozess an.

4.4   Ethische Inklusion als kontinuierlicher Lernprozess

Technische Systeme sind nie abgeschlossen. Ihre Wirkung verändert sich mit der Zeit, mit neuen Nutzungskontexten und mit gesellschaftlichen Entwicklungen. Was heute als angemessen gilt, kann morgen problematisch erscheinen. Was für eine Gruppe funktioniert, kann für eine andere unzugänglich sein. Inklusion ist deshalb kein Zustand, sondern ein dynamisches Ziel. Sie lässt sich nicht ein einziges Mal erreichen, sondern muss fortlaufend neu ausgehandelt, geprüft und angepasst werden. Daraus folgt: Auch Ethik darf nicht als abschließende Kontrolle verstanden werden. Sie ist keine Checkliste, sondern eine Lernkultur.

Ethische Technikgestaltung setzt die Bereitschaft voraus, Irrtümer zu erkennen, aus Erfahrungen zu lernen und auf Rückmeldungen zu reagieren. Sie löst sich vom Denken in Absicherungen und betritt den Raum kontinuierlicher Entwicklung. Dabei geht es nicht darum, Fehler um jeden Preis zu vermeiden, sondern darum, konstruktiv mit ihnen umzugehen. Systeme, die auf Inklusion zielen, müssen offen sein für Korrekturen, Nachjustierungen und Perspektivwechsel. Ethik wird so zu einem Prozess des Fragens, Verstehens und Veränderns, der niemals abgeschlossen ist.

Maßgebliche Instrumente dieses Prozesses sind Reflexionsschleifen. Sie ermöglichen es, Entwicklungsentscheidungen nicht nur einmal zu treffen, sondern regelmäßig zu überprüfen. Dabei steht nicht nur die technische Funktionalität im Fokus, sondern auch die soziale Wirkung. Wichtige Fragen lauten: Wird das System verstanden? Wird es so genutzt, wie es gedacht war? Wer profitiert von ihm, und wer bleibt ausgeschlossen? Diese Fragen können nie endgültig beantwortet werden, doch sie müssen immer wieder gestellt und offen diskutiert werden.

Evaluation ist ein weiterer entscheidender Baustein. Sie darf sich nicht allein auf Effizienz oder Nutzerzahlen konzentrieren, sondern muss auch Kriterien wie

Teilhabe, Gerechtigkeit und Wahrnehmbarkeit einbeziehen. Evaluation aus inklusiver Perspektive fragt danach, welche Gruppen erreicht werden, wer sich beteiligen kann, wer unsichtbar bleibt und welche unbeabsichtigten Ausgrenzungen entstehen. Um dies sichtbar zu machen, braucht es qualitative Methoden, vielfältige Datenquellen und offene Feedbackstrukturen. Evaluation ist kein Nachweis von Erfolg, sondern ein Werkzeug für Weiterentwicklung.

Fehlerfreundlichkeit spielt in diesem Zusammenhang ebenso eine wichtige Rolle. In Kulturen, die Fehler sanktionieren, wird Verantwortung vermieden und Innovation blockiert. In Kulturen, die Fehler als Lernanlass begreifen, entsteht Raum für Entwicklung. Besonders bei inklusiver Technik, die auf Vielfalt reagieren soll, sind Irrtümer unvermeidbar. Es ist nicht entscheidend, ob Fehler passieren, sondern wie mit ihnen umgegangen wird. Eine lernende Ethik erfordert Offenheit, Respekt und verlässliche Strukturen, die die produktive Bearbeitung von Irrtümern ermöglichen.

Aus Rückmeldungen können konkrete Verbesserungen entstehen. Nutzende bringen nicht nur Kritik, sondern auch Ideen, Beobachtungen und neue Sichtweisen ein. Solche Rückmeldungen sind keine Störung, sondern eine Ressource. Damit sie wirksam werden, müssen sie dokumentiert, reflektiert und in die Weiterentwicklung integriert werden. Notwendig sind Verfahren, die sicherstellen, dass Rückmeldungen nicht folgenlos bleiben, sondern direkt in Designprozesse einfließen. Nur dann wird aus einer Rückmeldung Veränderung.

Ein Beispiel verdeutlicht diesen Lernprozess. In einer Stadtverwaltung wurde ein KI-gestütztes Terminbuchungssystem eingeführt, das zunächst feste Standardzeiten vorsah. Erst durch die Rückmeldungen von Bürger*innen wurde deutlich, dass Menschen mit Betreuungspflichten oder Menschen mit Mobilitätseinschränkungen stärker flexible Zeitfenster benötigen. Die Verwaltung passte das System daraufhin an, führte alternative Buchungswege ein und erhöhte so nicht nur die Zugänglichkeit, sondern auch die Akzeptanz. Ethik zeigte sich hier nicht als nachträgliche Kritik, sondern als Lernprozess, der durch Rückmeldungen ermöglicht wurde.

Inklusion als dynamisches Ziel bedeutet zudem, dass Technikentwicklung nicht mit der Einführung endet. Systeme müssen durch Monitoring, Dialog und Anpassung begleitet werden. Neue Kontexte, wachsende Zielgruppen oder gesellschaftliche Veränderungen erfordern, Funktionen zu überdenken, Designs anzupassen und Prioritäten neu zu setzen. Diese Anpassungen sind kein Zeichen von Schwäche, sondern Ausdruck ethischer Wachsamkeit.

Ethische Inklusion heißt daher: Bereit zu sein, sich irritieren zu lassen, nicht bei der ersten Lösung stehen zu bleiben, Unsicherheiten zu akzeptieren und dennoch handlungsfähig zu bleiben. Sie bedeutet, Verantwortung durch die Bereitschaft zur Weiterentwicklung zu zeigen, nicht durch Perfektion.

Technik, die langfristig wirksam sein will, muss bereit sein, sich zu verändern. Sie darf Rückmeldungen nicht nur aufnehmen, sondern aktiv als Motor für Weiterentwicklung nutzen. Schwächen werden so zu Ausgangspunkten neuer Stärke. In einer lernenden Kultur ist Veränderung kein Zeichen von Instabilität, sondern Ausdruck von Reife. Ethik als Lernprozess beinhaltet deshalb, Entwicklungen nicht zu kontrollieren, sondern sie verantwortungsvoll zu begleiten. Sie ist weniger ein Endpunkt als vielmehr eine dauerhafte Haltung des Fragens, Prüfens und Weitergehens. Gerade dadurch kann Technik zu einem Werkzeug gesellschaftlicher Inklusion werden, weil sie Vielfalt nicht nur anerkennt, sondern immer wieder neu aufnimmt und integriert. Ethik als Lernprozess verbindet damit technische Entwicklung mit dem Ziel einer offenen und gerechten Gesellschaft.

Intelligente Inklusion beginnt mit Perspektivwechsel

5

5.1 Ethik beginnt bei der Haltung

Ethik ist nicht nur ein Regelwerk. Sie ist Ausdruck einer inneren Orientierung, die sich im Denken, Entscheiden und Handeln niederschlägt. Diese Haltung setzt nicht erst im Moment eines Fehlers oder bei komplexen Konflikten ein. Sie beginnt dort, wo Technik nicht ausschließlich als rationales Instrument, sondern als soziale Praxis begriffen wird. Wer intelligente Inklusion gestalten will, muss erkennen, dass Haltungen den Ausgangspunkt aller weiteren Schritte bilden. Denn dort, wo Vorschriften enden, beginnt die Verantwortung jedes Einzelnen und zugleich die der gesamten Organisation.

Haltung bedeutet, sich nicht auf bestehende Normen zu verlassen, sondern stets zu prüfen, was in einer konkreten Situation angemessen, verantwortbar und gerecht ist. Sie ersetzt das Regelwerk nicht, sondern erfüllt es mit Leben. Gerade in den Entwicklungsprozessen, wo Folgen oft schwer vorhersehbar sind, Daten unsicher bleiben und Zielkonflikte unvermeidlich auftreten, wird Haltung zur Quelle von Orientierung. Sie hilft, Entscheidungen nicht nur zu treffen, sondern auch zu verantworten.

Eine solche Grundhaltung ist nicht angeboren. Sie wächst im Dialog, in der Auseinandersetzung mit unterschiedlichen Sichtweisen und in der Erfahrung von Irritation. Wer sich auf Vielfalt einlässt, wer mit Menschen arbeitet, deren Lebenswelt von der eigenen abweicht, entwickelt ein Gespür für Chancen und Risiken technischer Entwicklungen. Haltung zeigt sich dort, wo Technik nicht vorschnell als Antwort präsentiert, sondern zunächst als Frage verstanden wird.

Im Umgang mit Verschiedenheit wird Haltung besonders greifbar. Eine inklusive Ethik verlangt keine fertigen Lösungen, sondern Offenheit für Unterschiedlichkeit. Wer Vielfalt ernst nimmt, erkennt, dass Standardrezepte nicht

© Der/die Autor(en), exklusiv lizenziert an Springer-Verlag GmbH, DE, ein Teil von Springer Nature 2025
A. Lübken und M. Wiemer, *KI-Ethik und Verantwortung,* essentials, https://doi.org/10.1007/978-3-662-72364-7_5

genügen. Technik muss anschlussfähig sein an unterschiedliche Lebensrealitäten, Kommunikationsformen und Handlungsspielräume. Haltung bedeutet in diesem Zusammenhang, nicht über Menschen hinweg zu entscheiden, sondern gemeinsam mit ihnen zu lernen.

Auch in der Auseinandersetzung mit Unsicherheit wird Haltung sichtbar. In vielen technischen Kontexten fehlen klare Vorgaben, Wissen ist vorläufig oder fragmentarisch. Dennoch müssen Entscheidungen getroffen werden, oft mit weitreichenden Folgen. Eine rein regelbasierte Ethik stößt hier an Grenzen. Es braucht Urteilskraft, Mut und Verantwortungsbewusstsein. Haltung ist die Fähigkeit, in der Unsicherheit handlungsfähig zu bleiben, ohne ins Beliebige zu verfallen.

Dabei darf Haltung nicht mit bloßer Meinung verwechselt werden. Sie ist kein starres Überzeugungssystem, sondern eine reflexive Grundhaltung. Wer Haltung zeigt, ist bereit, die eigene Position kritisch zu hinterfragen, zuzuhören und hinzuzulernen. Sie zeigt sich nicht in moralischer Überlegenheit, sondern in der Bereitschaft, Verantwortung anzunehmen, auch wenn dies unbequem ist.

Für die Technikentwicklung heißt das konkret: Haltung wird sichtbar, wenn Entwicklungsteams unbequeme Fragen stellen. Wenn Organisationen Rückmeldungen nicht als Störung, sondern als Ressource begreifen. Wenn Diversität nicht als Zusatz, sondern als Ausgangspunkt betrachtet wird. Wenn Technik nicht nur als Produkt, sondern als soziale Intervention verstanden wird. Haltung verändert dadurch nicht nur das Ergebnis, sondern auch die Art des Prozesses und das Selbstverständnis der Beteiligten.

Ethik als Haltung ist zudem nicht auf das Individuum begrenzt. Sie entfaltet sich im kulturellen Umfeld einer Organisation. Eine Kultur, die Nachdenklichkeit erlaubt, Ambivalenz aushält und Verantwortung unterstützt, ist Voraussetzung für verantwortungsvolle Gestaltung. Solche Kultur entsteht nicht durch Leitbilder auf Papier, sondern durch gelebte Praxis. Sie wird sichtbar in der Art, wie Teams kommunizieren, wie Entscheidungen begründet werden und wie Fehler behandelt werden. Haltung ist deshalb nie allein eine persönliche Frage, sondern immer auch eine institutionelle.

Für eine intelligente Inklusion gilt: Haltung ist der Boden, auf dem alles wächst. Ohne sie bleiben Prinzipien abstrakt, Verfahren leer und Beteiligung oberflächlich. Haltung verbindet Anspruch mit Wirklichkeit. Sie schafft Brücken zwischen Technik und Menschlichkeit, zwischen Funktionalität und Verantwortung, zwischen Innovation und Gerechtigkeit.

Wer sich auf den Weg zu inklusiver Technik macht, braucht keine endgültigen Antworten. Aber er braucht eine klare Haltung. Eine, die Vielfalt nicht nur duldet, sondern sucht. Eine, die nicht kontrollieren will, sondern ermöglichen. Eine

Haltung, die anerkennt, dass Technik nie abgeschlossen ist und dass Inklusion als Aufgabe niemals endet.

Diese Haltung ist der rote Faden, der sich durch die gesamte Essentials-Reihe zieht. Sie verbindet die Bände miteinander, prägt Themen und Fragestellungen und gibt jeder Betrachtung eine gemeinsame Basis. Sie lädt dazu ein, nicht nur anders zu denken, sondern anders zu gestalten. Nicht nur über Technik zu sprechen, sondern über Beziehungen, über Teilhabe und über gemeinsame Zukunft. Denn intelligente Inklusion beginnt nicht mit Technik. Sie beginnt mit Haltung.

5.2 Gestaltungsmacht und Gestaltungspflicht

Technik trägt Spuren ihrer Entstehung. In ihr verdichten sich Annahmen, Entscheidungen und Wertvorstellungen. Mit jeder neuen Anwendung wird daher nicht nur eine Funktion geschaffen, sondern auch über Zugänge, Ausschlüsse und Repräsentationen entschieden. Technik beeinflusst Lebensverhältnisse, prägt Wahrnehmung und strukturiert Entscheidungsprozesse. Diese Gestaltungsmacht reicht tief in das gesellschaftliche Gefüge hinein und ist ungleich verteilt. Verantwortung tragen all jene, die festlegen, welche Probleme überhaupt als technisch lösbar gelten, welche Daten Bedeutung erhalten, welche Gruppen einbezogen werden und welche unsichtbar bleiben. Inklusion beginnt an dem Punkt, an dem diese Macht anerkannt und zugleich verantwortlich genutzt wird.

Verantwortung zeigt sich nicht in der Vermeidung von Risiken, sondern in der reflektierten Annahme von Macht. Entscheidend ist nicht, ob Systeme Einfluss ausüben, sondern mit welcher Zielsetzung und mit welchen Folgen. Wer Verfahren entwirft, die Entscheidungen vorbereiten, strukturieren oder automatisieren, gestaltet gesellschaftliche Wirklichkeit mit. Dieser Einfluss ist keine Nebenwirkung, sondern ein Wesenskern der digitalen Transformation.

Mit Gestaltungsmacht geht stets eine Pflicht einher. Sie darf nicht geleugnet oder an vermeintliche Sachzwänge ausgelagert werden. Sie muss bewusst als ethische Aufgabe angenommen werden. Inklusion entsteht nicht dadurch, dass sie beiläufig mitgedacht wird. Sie verlangt nach aktiver Mitgestaltung. Es genügt nicht, im Nachhinein Defizite zu korrigieren oder Kompensationen einzubauen. Vielfalt, Teilhabe und Barrierefreiheit müssen von Anfang an als Kriterien in den Entwicklungsprozess aufgenommen werden.

Diese Pflicht richtet sich nicht nur an einzelne Programmierende oder Projektverantwortliche. Sie betrifft Teams, Unternehmen, Institutionen und politische Akteure. Technik entsteht nie losgelöst, sondern ist eingebettet in ökonomische Interessen, institutionelle Routinen und gesellschaftliche Diskurse. Wer inklusive

Systeme will, muss auch diese Rahmenbedingungen mitgestalten oder sich ihnen zumindest nicht kritiklos unterordnen.

In der Praxis zeigt sich jedoch oft eine Engführung auf das, was technisch möglich erscheint. Fragen nach sozialer Gerechtigkeit oder nach Teilhabe gelten häufig als nachrangig. Es wird automatisiert, optimiert und skaliert, ohne systematisch zu prüfen, wer profitiert, wer verliert und wer ausgeschlossen wird. Solche Prozesse mögen effizient sein, sie bleiben jedoch blind für soziale Verantwortung.

Gestaltungspflicht bedeutet in diesem Zusammenhang, Technik nicht allein funktionsfähig zu machen, sondern zugleich gerecht, zugänglich und partizipativ. Dies steht nicht im Gegensatz zu technischer Exzellenz, sondern erweitert sie. Eine inklusive Technik ist nicht weniger innovativ, sondern schöpft ihre Stärke aus dem Dialog mit sozialen Realitäten.

Besonders deutlich wird diese Verantwortung in der Frage, wer an Entwicklungsprozessen beteiligt ist. Häufig bleiben Betroffene außen vor, weil ihnen der Zugang, die Sprache oder die institutionelle Rückbindung fehlt. Genau hier entscheidet sich, ob Technik inklusiv wird. Gestaltungspflicht heißt, Möglichkeiten zu schaffen, in denen Perspektiven eingebracht und wirksam werden können. Diese müssen verbindlich sein, nicht nur symbolisch. Sie müssen dauerhaft angelegt sein und nicht nur punktuell.

Damit verbunden ist eine Umkehrung von Verantwortungslogiken. Nicht die Betroffenen müssen sich an die Technik anpassen, sondern die Technik an die Vielfalt der Menschen. Nicht die Menschen müssen lernen, mit Technik zurechtzukommen, sondern die Systeme müssen in die Lage versetzt werden, mit allen Menschen umgehen zu können. Diese Verschiebung ist keine moralische Zusatzforderung, sondern eine grundlegende ethische Entscheidung. Sie bestimmt, ob Technik ermächtigend wirkt oder exkludierend.

Gestaltungsmacht wird oft als technologische Souveränität verstanden, also als die Fähigkeit, Systeme zu entwickeln, zu kontrollieren und weiterzuentwickeln. Diese Deutung ist nicht falsch, greift jedoch zu kurz. Gestaltungsmacht bedeutet ebenso, Verantwortung für Wirkungen zu übernehmen, Konflikte sichtbar zu machen und Räume für Aushandlung zu eröffnen. Es geht weniger um vollständige Steuerung, sondern vielmehr um eine bewusste Rahmensetzung.

Technik, die ihre eigene Wirkmacht nicht reflektiert, läuft Gefahr, bestehende Diskriminierungen zu verstärken, auch wenn sie mit guten Absichten entwickelt wurde. Technik, die ihre Gestaltungsoptionen anerkennt, kann hingegen neue Räume öffnen: Für Kommunikation, für Mobilität, für Bildung und für Selbstbestimmung. Intelligente Inklusion bedeutet, diese Räume nicht nur theoretisch zu denken, sondern praktisch zu ermöglichen. Sie entsteht im konkreten Handeln, im gemeinsamen Gestalten und im verantwortungsvollen Umsetzen.

Damit verändert sich auch der Blick auf die Rolle von Technik insgesamt. Sie ist nicht bloß Werkzeug, sondern Teil sozialer Wirklichkeit. Sie prägt Beziehungen, Alltag und kulturelle Muster. Gestaltungspflicht bedeutet in diesem Sinne, Technik nicht nur funktional zu planen, sondern sie als Beziehungssystem zu begreifen, das gerecht, zugänglich und menschenwürdig sein muss.

Intelligente Inklusion beginnt daher dort, wo Gestaltungsmacht bewusst angenommen wird. Dort, wo Verantwortung getragen wird. Dort, wo Technik nicht trennt, sondern verbindet. Dort, wo nicht gefragt wird, was alles möglich ist, sondern was notwendig ist, damit Teilhabe Wirklichkeit wird. Diese Haltung ist der Ausgangspunkt für alle Essentials der Reihe, und sie setzt bei der Anerkennung der eigenen Gestaltungsmacht an.

5.3   Ethik als verbindendes Prinzip der Essentials-Reihe

Ethische Perspektiven bilden das Fundament der gesamten Essentials-Reihe „Inklusion und KI". Sie sind nicht nur theoretischer Hintergrund, sondern prägen die Ausrichtung jeder Fragestellung, jedes Beispiels und jedes Lösungsansatzes. Inklusion bleibt ohne Ethik unverbindlich. Erst durch eine klare ethische Rahmung erhält das Konzept intelligenter Inklusion Richtung, Tiefe und Orientierungskraft.

Diese Verankerung zeigt sich auf verschiedenen Ebenen. Im Essential „KI-Grundlagen und Perspektiven verstehen" wird der Begriff intelligenter Inklusion eingeführt und theoretisch eingeordnet. Dort beginnt auch die Auseinandersetzung mit der Frage, warum digitale Systeme nicht neutral gedacht werden können und weshalb ihre Gestaltung an Menschenrechten, sozialer Gerechtigkeit und Teilhabe ausgerichtet sein muss. Das vorliegende Essential vertieft diese Überlegungen, macht ethische Spannungsfelder sichtbar und reflektiert, wie Verantwortung als Haltung verstanden und gelebt werden kann. Im Zentrum steht nicht allein die Bewertung bestehender Systeme, sondern die bewusste Entscheidung darüber, wie Technik gestaltet wird, wer daran mitwirkt und welches Menschenbild sie trägt.

Die folgenden Essentials konkretisieren diese Grundhaltung. „KI-Diskriminierung begegnen" beleuchtet Mechanismen digitaler Benachteiligung und fragt nach der Verantwortung für algorithmische Gerechtigkeit. „KI-Inklusive Systeme entwickeln" zeigt, wie Designprinzipien ethisch verankert und nicht als nachträgliche Korrektur, sondern als Voraussetzung gerechter Gestaltung verstanden werden. „KI-Bildung und Schulentwicklung" untersucht, wie Bildungsprozesse als inklusive Räume durch KI geprägt werden können und wie Kriterien wie Fairness, Partizipation und Schutz vor Schaden dabei Berücksichtigung finden.

Auch in weiteren Bänden bleibt die ethische Dimension zentral. „KI-Selbstbestimmung und Teilhabe im Alltag" richtet den Blick auf Lebenswelten, in denen Technik unmittelbar wirkt, und fragt, wie daraus Anforderungen an Zugänglichkeit und Assistenzsysteme entstehen. „KI-Technik verständlich gestalten" verbindet schließlich technische Grundlagen mit ethischen Perspektiven und widmet sich Fragen der Datenethik, der Erklärbarkeit von Systemen und partizipativer Entwicklung. So wird deutlich, dass ethische Anforderungen nicht reduziert, sondern durch Technik praktisch umgesetzt werden müssen.

Die Essentials-Reihe ist damit kein Nebeneinander einzelner Beiträge, sondern ein Gefüge mit einem gemeinsamen Kern. Dieser Kern ist die Überzeugung, dass technische Innovation ohne soziale Verantwortung keine Zukunft hat. Fortschritt darf nicht an der Grenze zur Ausgrenzung enden. Ethik ist in diesem Zusammenhang kein Hindernis, sondern ein Kompass: Sie bietet Orientierung, unterstützt Entscheidungen und sichert das menschliche Maß.

Diese Orientierung ist offen, nicht im Sinne von Beliebigkeit, sondern im Sinne von Prozessfähigkeit. Denn Inklusion ist nie abgeschlossen. Sie verlangt nach kontinuierlicher Reflexion, nach Anpassung, nach dialogischer Entwicklung. Die Essentials-Reihe bietet dafür Impulse und Konzepte. Sie lädt ein, mitzudenken und mitzugestalten. Nicht nur auf fachlicher, sondern auch auf persönlicher Ebene.

Damit richtet sich die Reihe an Menschen, die Verantwortung übernehmen: In Bildung, Sozialer Arbeit, Verwaltung, Technikentwicklung oder in der Selbstvertretung. Angesprochen sind alle, die bereit sind, Perspektiven zu wechseln, Irritationen auszuhalten und neues Wissen aufzunehmen. Intelligente Inklusion verlangt diese Haltung, weil sie nicht mit vorgefertigten Antworten arbeitet, sondern mit der Bereitschaft, Fragen offenzuhalten.

So schließt sich der Kreis dieses Essentials. Von der Analyse ethischer Grundlagen über die Reflexion technischer Herausforderungen bis hin zur Einladung, selbst Verantwortung zu übernehmen, wird sichtbar, dass Ethik kein Randthema ist, sondern das verbindende Prinzip der gesamten Reihe. Die kommenden Essentials führen diese Perspektive fort. Sie eröffnen unterschiedliche thematische Felder, bleiben jedoch von einem gemeinsamen Verständnis getragen: Dass die Würde des Menschen leitend ist, dass Teilhabe nicht beiläufig entstehen darf und dass Inklusion jeden Tag neu entschieden werden muss.

Technik verändert die Art, wie Menschen leben, lernen und miteinander umgehen. Doch wie diese Veränderung gestaltet wird, liegt bei uns. Ethik ist dafür Voraussetzung und zugleich Maßstab intelligenter Inklusion. Dieses Essential lädt dazu ein, Verantwortung bewusst anzunehmen. Im Zweifel und im Dialog beginnt der Weg zu einer Technik, die niemanden zurücklässt. Zugleich wird deutlich, dass ethische Fragen nicht nur Fachkreise betreffen, sondern die gesamte Gesellschaft. Ob in Bildung, Gesundheit, Wirtschaft oder Verwaltung, überall entscheidet sich, ob Technik Teilhabe erweitert oder einschränkt. Ethik ist daher kein Spezialthema, sondern eine gemeinsame Aufgabe, die Orientierung gibt und Inklusion zu einem gesellschaftlichen Projekt macht.

Was Sie aus diesem *essential* mitnehmen können

- Ein vertieftes Verständnis dafür, warum ethische Reflexion keine nachträgliche Korrektur ist, sondern ein zentraler Bestandteil inklusiver Technikentwicklung.
- Die Einsicht, dass Verantwortung in digitalen Prozessen nicht verschwindet, sondern neu verteilt und bewusst übernommen werden muss.
- Eine Orientierung dafür, wie sich Zielkonflikte, Unsicherheiten und offene Wirkungen ethisch bearbeiten lassen, ohne dabei auf einfache Lösungen zu hoffen.
- Eine Haltung, die Vielfalt nicht als Herausforderung, sondern als Ausgangspunkt für gerechte Gestaltung versteht.
- Den Impuls, intelligente Inklusion als kontinuierliche Gemeinschaftsaufgabe zu betrachten, in der Ethik sowohl orientierendes Prinzip als auch Maßstab individuellen Handelns bildet.

© Der/die Herausgeber bzw. der/die Autor(en), exklusiv lizenziert an Springer-Verlag GmbH, DE, ein Teil von Springer Nature 2025
A. Lübken und M. Wiemer, *KI-Ethik und Verantwortung*, essentials,
https://doi.org/10.1007/978-3-662-72364-7

Glossar

Dieses Glossar bietet Erläuterungen zu einigen zentralen Begriffen, die für das Verständnis der Inhalte dieses Essentials und der Reihe „Intelligente Inklusion" hilfreich sind. Die Begriffe wurden so ausgewählt und erklärt, dass sie auch für Lesende ohne technisches Vorwissen verständlich sind.

Adaptive Systeme sind technische Lösungen, die sich an die individuellen Bedürfnisse, Fähigkeiten und Nutzungskontexte der Menschen anpassen. Sie verändern zum Beispiel die Darstellung von Inhalten, die Steuerung von Geräten oder die Form der Rückmeldungen. Ziel ist es, den Zugang zu digitalen Angeboten zu erleichtern und Barrieren abzubauen.

Algorithmus Ein Algorithmus ist eine festgelegte Abfolge von Rechen- oder Entscheidungsschritten, mit denen ein KI-System Daten verarbeitet und Aufgaben löst. Algorithmen bilden die Grundlage für maschinelles Lernen und andere Verfahren, mit denen KI arbeitet.

Assistive Technologien sind Hilfsmittel oder technische Systeme, die Menschen mit Behinderungen dabei unterstützen, digitale oder physische Angebote zu nutzen. Dazu gehören zum Beispiel Screenreader, Braillezeilen, Sprachausgabe oder alternative Eingabegeräte.

Barrierefreiheit liegt dann vor, wenn digitale und physische Angebote so entworfen sind, dass alle Menschen sie nutzen können, unabhängig von bestehenden Einschränkungen. Sie umfasst technische, sprachliche und gestalterische Dimensionen, die Zugänglichkeit ermöglichen.

Bias bezeichnet eine Verzerrung in Daten, Algorithmen oder Entscheidungen, die dazu führen kann, dass bestimmte Gruppen benachteiligt oder unsichtbar ge-

© Der/die Herausgeber bzw. der/die Autor(en), exklusiv lizenziert an Springer-Verlag GmbH, DE, ein Teil von Springer Nature 2025
A. Lübken und M. Wiemer, *KI-Ethik und Verantwortung,* essentials,
https://doi.org/10.1007/978-3-662-72364-7

macht werden. Bias kann unbeabsichtigt entstehen, etwa wenn Trainingsdaten nicht die Vielfalt der Realität abbilden.

Co-Design bezeichnet die gemeinsame Entwicklung von technischen Lösungen durch Fachleute und Nutzende. Es betont die gleichberechtigte Mitgestaltung durch Menschen mit unterschiedlichen Perspektiven und Erfahrungen, um Barrieren zu vermeiden und Teilhabe zu ermöglichen.

Digitale Teilhabe meint die Möglichkeit, gleichberechtigt Zugang zu digitalen Informationen, Diensten und Anwendungen zu haben und diese aktiv nutzen und mitgestalten zu können.

Explainable AI (erklärbare KI) beschreibt KI-Systeme, deren Funktionsweise und Entscheidungen für Menschen nachvollziehbar sind. Sie erleichtert es, Vertrauen aufzubauen, Entscheidungen zu überprüfen und ungewollte Benachteiligungen zu vermeiden.

Inklusion beschreibt das Ziel, allen Menschen unabhängig von individuellen Eigenschaften oder Einschränkungen eine gleichberechtigte Teilhabe an allen gesellschaftlichen Bereichen zu ermöglichen.

Intelligente Inklusion verbindet den klugen Einsatz technischer Systeme mit einem verantwortungsbewussten Umgang mit Vielfalt, Teilhabe und Barrierefreiheit. Sie bedeutet, Barrierefreiheit von Beginn an mitzudenken und Technik als Mittel zur Förderung von Teilhabe zu verstehen.

Künstliche Intelligenz (KI) ist ein Sammelbegriff für digitale Systeme, die Aufgaben übernehmen, die bisher menschliche Intelligenz erforderten. Dazu gehören Lernen, Entscheiden, Erkennen von Mustern oder Lösen von Problemen.

Monitoring bezeichnet die systematische Beobachtung und Überprüfung von technischen Entwicklungen, Prozessen oder Maßnahmen. Im Kontext intelligenter Inklusion dient Monitoring dazu, Fortschritte und Herausforderungen sichtbar zu machen, die Wirkung digitaler Systeme auf Teilhabe und Barrierefreiheit zu erfassen und den Bedarf für Anpassungen oder Weiterentwicklungen abzuleiten.

Normnutzerin Normnutzer Normnutzerin oder Normnutzer bezeichnet das angenommene Standardbild einer Person, an dem sich viele digitale Angebote und Systeme orientieren. Dieses Bild berücksichtigt oft nicht die Vielfalt menschlicher Lebenslagen und führt dazu, dass bestimmte Gruppen übersehen werden.

Partizipation bezeichnet die aktive Mitwirkung von Menschen an Entscheidungs- und Gestaltungsprozessen. In der Technikgestaltung bedeutet das, dass Betroffene ihre Erfahrungen und Perspektiven einbringen und den Entwicklungsprozess mitgestalten.

Reflexion bedeutet das bewusste Nachdenken über Werte, Ziele, Prozesse und Wirkungen technischer Systeme. Sie ist ein Bestandteil intelligenter Inklusion und hilft, die sozialen Auswirkungen von Technikgestaltung zu prüfen, Verantwortung zu übernehmen und Entwicklungen kontinuierlich anzupassen. Reflexion fördert die Qualität und Gerechtigkeit technischer Lösungen.

Screenreader Ein Screenreader ist ein Hilfsmittel, das digitale Inhalte in Sprache oder Brailleschrift übersetzt. Er ermöglicht es blinden oder sehbehinderten Menschen, digitale Angebote selbstständig zu nutzen.

Selbstbestimmung bedeutet, das eigene Leben und die Nutzung von Technologien nach eigenen Vorstellungen und Bedürfnissen gestalten zu können. Sie ist eine Grundlage für Teilhabe.

Teilhabe bezeichnet die Möglichkeit, in vollem Umfang an allen Bereichen des gesellschaftlichen Lebens mitzuwirken und diese mitzugestalten. Sie umfasst den Zugang zu Bildung, Arbeit, Kultur und politischen Prozessen.

Transparenz bedeutet, dass Abläufe und Entscheidungen in technischen Systemen nachvollziehbar sind. Sie ist wichtig, um Vertrauen zu schaffen und Menschen die Kontrolle über digitale Angebote zu ermöglichen.

Universelles Design ist ein Gestaltungsprinzip, das darauf abzielt, Produkte, Dienstleistungen und Umgebungen so zu entwickeln, dass sie von möglichst vielen Menschen ohne zusätzliche Anpassungen genutzt werden können. Es berücksichtigt unterschiedliche Fähigkeiten und Bedürfnisse von Anfang an.

Weiterführende Literatur

Ahrens P et al. (2015) Inklusion – Wege in die Teilhabegesellschaft. Heinrich-Böll-Stiftung. Campus Verlag, Frankfurt am Main

Bender E, Gebru T, McMillan-Major A, Shmitchell A (2021) On the Dangers of Stochastic Parrots: Can Language Models Be Too Big? In: Proceedings of FAccT 2021. https://doi.org/10.1145/3442188.3445922. Zugegriffen am 15.08.2025

Birhane A (2021) Algorithmic injustice: a relational ethics approach. Patterns 2(2) 100196. https://doi.org/10.1016/j.patter.2021.100205. Zugegriffen am 15.08.2025

Buolamwini J, Gebru T (2018) Gender Shades: Intersectional Accuracy Disparities in Commercial Gender Classification. Proceedings of Machine Learning Research 81: 77–91. https://proceedings.mlr.press/v81/buolamwini18a/buolamwini18a.pdf. Zugegriffen am 15.08.2025

Cath C, Wachter S, Mittelstadt B et al. (2018) Artificial Intelligence and the 'Good Society': the US, EU, and UK approach. Springer Nature. Sci Eng Ethics 24, 505–528 (2018). https://doi.org/10.1007/s11948-017-9901-7. Zugegriffen am 15.08.2025

D'Ignazio C, Klein LF (2020) Data Feminism. MIT Press, Cambridge

Deutsches Institut für Menschenrechte (2019) Wer Inklusion will, sucht Wege – Zehn Jahre UN-BRK in Deutschland. Monitoring-Stelle UN-BRK, Berlin

Floridi L (2019) The Logic of Information: A Theory of Philosophy as Conceptual Design. Oxford University Press, Oxford

Hansen H, Hessel S (2023) Digitale Transformation und Inklusion. Springer VS, Wiesbaden

Kuhlmann C, Mogge-Grotjahn H, Balz HJ (2018) Soziale Inklusion – Theorien, Methoden, Kontroversen. Kohlhammer, Stuttgart

Ladau E (2021) Demystifying Disability: What to Know, What to Say, and How to Be an Ally. Ten Speed Press, Emeryville, CA

Lenzen M (2024) Künstliche Intelligenz: Fakten, Chancen, Risiken. Beck'sche Reihe. C.H. Beck, München

Lübken A, Wiemer M (2025) Gesundheit trifft Technologie: Einsatz von künstlicher Intelligenz in der Physiotherapie. Springer, Berlin

Lübken A, Wiemer M (2025) Künstliche Intelligenz in der Physiotherapie: Methoden, Anwendungen und Praxisbeispiele. Springer, Berlin

© Der/die Herausgeber bzw. der/die Autor(en), exklusiv lizenziert an Springer-Verlag GmbH, DE, ein Teil von Springer Nature 2025
A. Lübken und M. Wiemer, *KI-Ethik und Verantwortung*, essentials,
https://doi.org/10.1007/978-3-662-72364-7

Mittelstadt BD, Allo P, Taddeo M, Wachter S, Floridi L (2016) The ethics of algorithms: Mapping the debate. Big Data & Society 3(2) 1–21. https://doi.org/10.1177/2053951716679679. Zugegriffen am 15.08.2025

Obermeyer Z et al. (2019) Dissecting racial bias in an algorithm used to manage the health of populations. Science 366(6464) 447–453. https://doi.org/10.1126/science.aax2342. Zugegriffen am 15.08.2025

O'Neil C (2016) Weapons of Math Destruction – How Big Data Increases Inequality and Threatens Democracy. Penguin, München

Pfeiffer S, Nicklich M, Henke M et al. (2024) Digitalisierung der Arbeitswelten - Zur Erfassbarkeit einer systemischen Transformation. Springer VS, Wiesbaden. https://doi.org/10.1007/978-3-658-44458-7. Zugegriffen am 15.08.2025

Pühl K, Zirfas J (2021) Kritische Diversitätsforschung. Springer VS, Wiesbaden

Raji ID, Buolamwini J (2019) Actionable Auditing: Investigating the Impact of Publicly Naming Biased Performance Results of Commercial AI Products. In: AIES '19: Proceedings of the 2019 AAAI/ACM Conference on AI, Ethics, and Society. https://doi.org/10.1145/3306618.3314244. Zugegriffen am 15.08.2025

Reisdorf BC, Zillien N (2024) Digitale Ungleichheit in der Inklusion. Springer VS, Wiesbaden. https://doi.org/10.1007/978-3-658-08460-8_111-1. Zugegriffen am 15.08.2025

Schäfers B (2020) Gegenwart und Zukunft sozialer Ungleichheit. Springer VS, Wiesbaden

Schäfers M, Welti F (2015) Barrierefreiheit – Zugänglichkeit – Universelles Design. Herausforderung Inklusion: Theoriebildung und Praxis. Verlag Julius Klinkhardt

Shneiderman B (2022) Human-Centered AI. Oxford University Press, Oxford

Strümke, I. (2024) Künstliche Intelligenz: Wie sie funktioniert und was sie für uns bedeutet. Frankfurt am Main: Fischer Verlag

Suleyman M (2024) The Coming Wave: Künstliche Intelligenz, Macht und das größte Dilemma des 21. Jahrhunderts. München: C.H. Beck, München

Zinnbauer P (2021) Bildung und Ethik im Zeitalter der KI. In: Handbuch Bildung und Digitalisierung. Springer VS, Wiesbaden

Zweig KA (2019) Ein Algorithmus hat kein Taktgefühl. Wo künstliche Intelligenz sich irrt – und warum das so gefährlich ist. Heyne, München

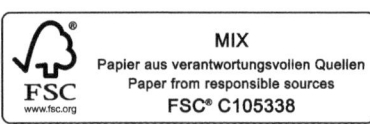

MIX
Papier aus verantwortungsvollen Quellen
Paper from responsible sources
FSC® C105338

FSC
www.fsc.org

If you have any concerns about our products,
you can contact us on
ProductSafety@springernature.com

In case Publisher is established outside the EU,
the EU authorized representative is:
Springer Nature Customer Service Center GmbH
Europaplatz 3, 69115 Heidelberg, Germany

Printed by Libri Plureos GmbH
in Hamburg, Germany